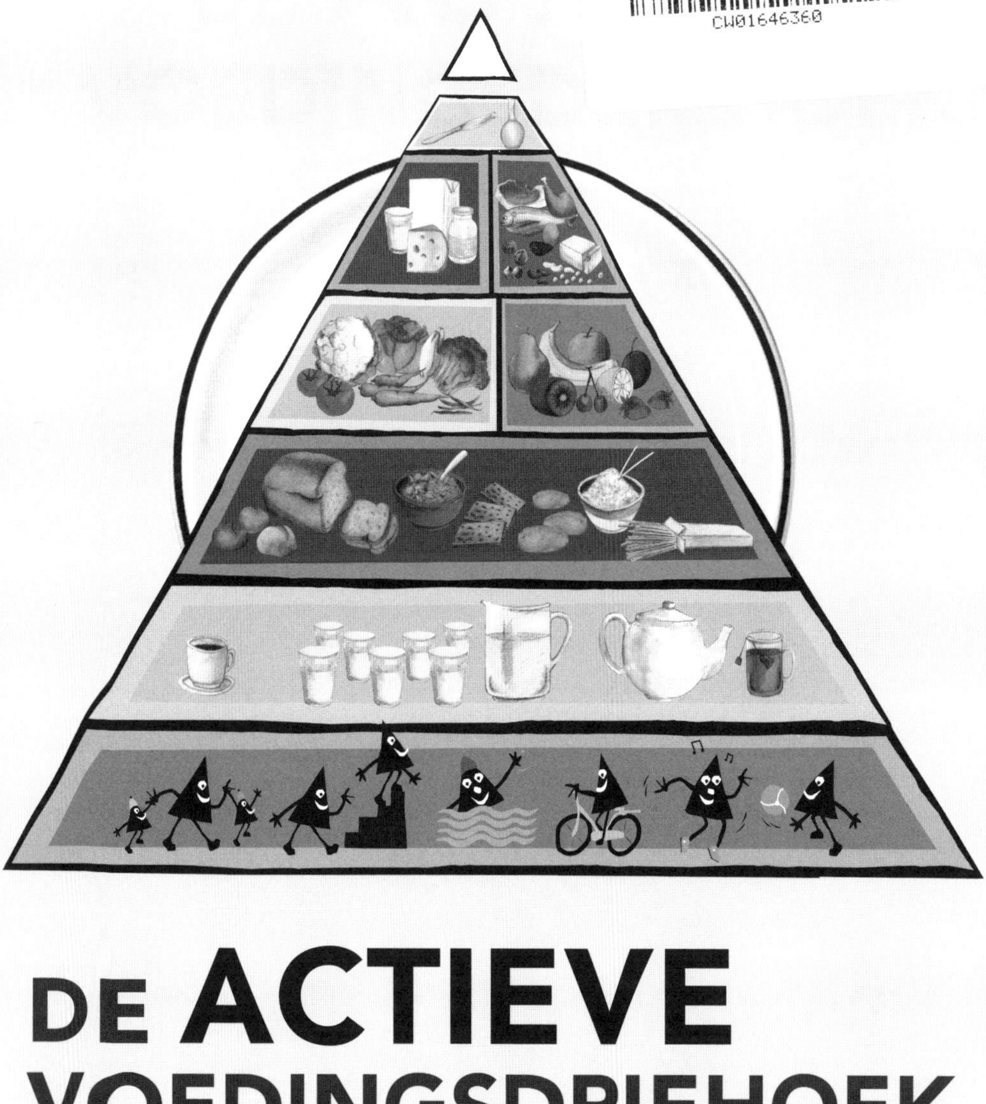

# DE ACTIEVE VOEDINGSDRIEHOEK

Het boek 'De actieve voedingsdriehoek' is een realisatie van het Vlaams Instituut voor Gezondheidspromotie en Ziektepreventie vzw met de steun van de Vlaamse overheid.

Met dank aan de leden van de werkgroep actieve voedingsdriehoek en de leden van het leescomité: Ingrid Aerts (Plantyn Hogeschool), Hilde Boeckx (KHK), Linda Claeys (VDV), Inge Coene (NICE), Kristien Debuyser (KHBO), Willem Dekeyzer (Hogeschool Gent), Ellen Desmet (Agentschap Zorg en Gezondheid), Marjan Hapers (KHK), Marina Hertogen (Plantyn hogeschool), Veerle Huysmans (KHK), Isabelle Laquire (FOD), An Lovato (Erasmus Hogeschool), David Marquenie (FEVIA), Krista Morren (VIGeZ), Loes Neven (VIGeZ), Agnes Notte (VBVD), Sigrid Quintelier (Kind & Gezin), Em. Prof. Dr. Raoul Rottiers (Ugent), Carine Seeuws (NUBEL), Nina Vandenbroecke (Sint-Lieven Hogeschool Gent), Koen Van Herle (Plantyn hogeschool), Marleen Van Loo (KHK), Lies Verdonck (KH Leuven), Mia Verschraegen (Hogeschool Gent)

Voor lichaamsbeweging en sedentair gedrag: Prof. Dr. Greet Cardon (UGent), Prof. Dr. Ilse De Bourdeaudhuij (Ugent), Katrien De Cocker (UGent), Benedicte Deforche (UGent), Prof. Dr. Kristine De Martelaer (VUB), Heleen Spittaels (Ugent), Hervé Van Der Aerschot (BLOSO), Vera Verbestel (Ugent)

VIGeZ
G. Schildknechtstraat 9,
1020 Brussel,

www.vigez.be

*Eerste druk*: februari 2012
*Tweede druk*: september 2012
*Derde druk*: Juni 2013

*Gepubliceerd door*
Uitgeverij Acco, Blijde Inkomststraat 22, 3000 Leuven, België
Email: uitgeverij@acco.be – Website: www.uitgeverijacco.be

Voor Nederland:
Acco Nederland, Westvlietweg 67 F, 2495 AA Den Haag, Nederland
Email: info@uitgeverijacco.nl – Website: www.uitgeverijacco.nl

*Omslagontwerp*: www.frisco-ontwerpbureau.be



D/2012/0543/70 NUR 893 ISBN 978-90-334-8639-5

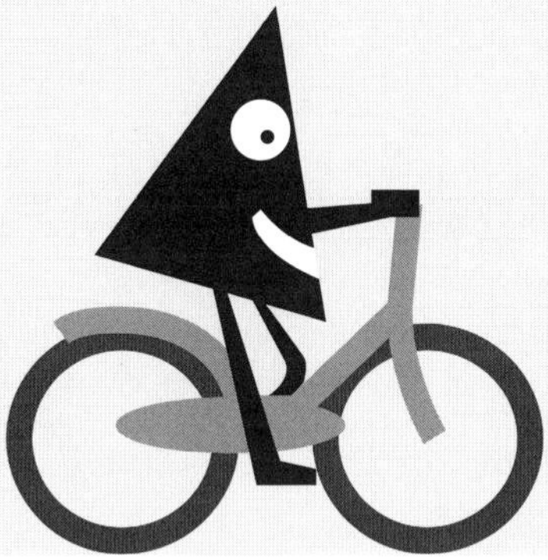

# INHOUD

# INLEIDING

De (actieve) voedingsdriehoek wordt al vijftien jaar gebruikt en is niet meer weg te denken uit de voedingsvoorlichting. De actieve voedingsdriehoek is ingeburgerd bij de Vlaamse bevolking. Een bevraging bij diëtisten in 2010 toonde aan dat de driehoek goed bekend is en visueel mooi schetst wat evenwichtige voeding inhoudt. Een ideaal instrument dus om te gebruiken bij individuele voorlichting én groepsvoorlichting. Bovendien is het model ook hanteerbaar bij bijna elk dieet mits individuele aanpassing van de algemene aanbevelingen. Educatie over voeding en beweging is in het onderwijs en bij gezondheidswerkers en hulpverleners gebaseerd op de principes van de actieve voedingsdriehoek.

De actieve voedingsdriehoek werd voor de eerste keer gepubliceerd in 1997 onder de naam 'voedingsdriehoek'. Er werd twee jaar onderzoek gedaan om het voorlichtingsmodel te ontwikkelen en uit te testen. In die tijd had de voedingsdriehoek nog geen beweeglaag. Die werd in 2004 toegevoegd en bracht zo een gezonde levensstijl breder in beeld. Sindsdien spreken we van de actieve voedingsdriehoek.

De voorbije vijftien jaar onderging de actieve voedingsdriehoek lichte aanpassingen. Als de Hoge Gezondheidsraad een herziening uitgeeft van de voedingsaanbevelingen voor België, of er verschijnt een nieuwigheid over lichaamsbeweging of voeding die wetenschappelijk bevestigd werd, dan wordt de driehoek onder de loep genomen. In 2011 gebeurde dit voor de laatste keer, dit komt dan ook uitgebreid in dit boek aan bod. Nieuwigheden zijn dat de groepen onder andere gescreend werden op de dagnorm voor natrium en dat aandacht wordt besteed aan de negatieve impact van sedentair gedrag.

In dit boek wordt van A tot Z beschreven wat de actieve voedingsdriehoek inhoudt. Ook lees je hoe je de driehoek kunt gebruiken om een dagmenu samen te stellen, en krijg je aanbevelingen op basis van de driehoek per maaltijd, per leeftijd, ... Een boek boordevol achtergrond, praktische informatie en handige tools.

Veel leesappetijt.

# 1. ACTIEVE VOEDINGSDRIEHOEK EN GEZONDHEIDSPROMOTIE

## 1.1 ACHTERGROND

Eten en bewegen hebben meerdere functies. Ze hebben een sociale, culturele, biologische of fysiologische functie. Heel wat factoren of determinanten bepalen welke voedings- en beweegkeuzes iemand maakt en hoe deze keuzes wel of niet in gedrag worden omgezet. Ieder individu maakt dagelijks dan ook bewust of onbewust heel wat keuzes in wat hij eet en hoe actief hij is.

Figuur 1.1: Geïntegreerd model ter bevordering van evenwichtige voeding.

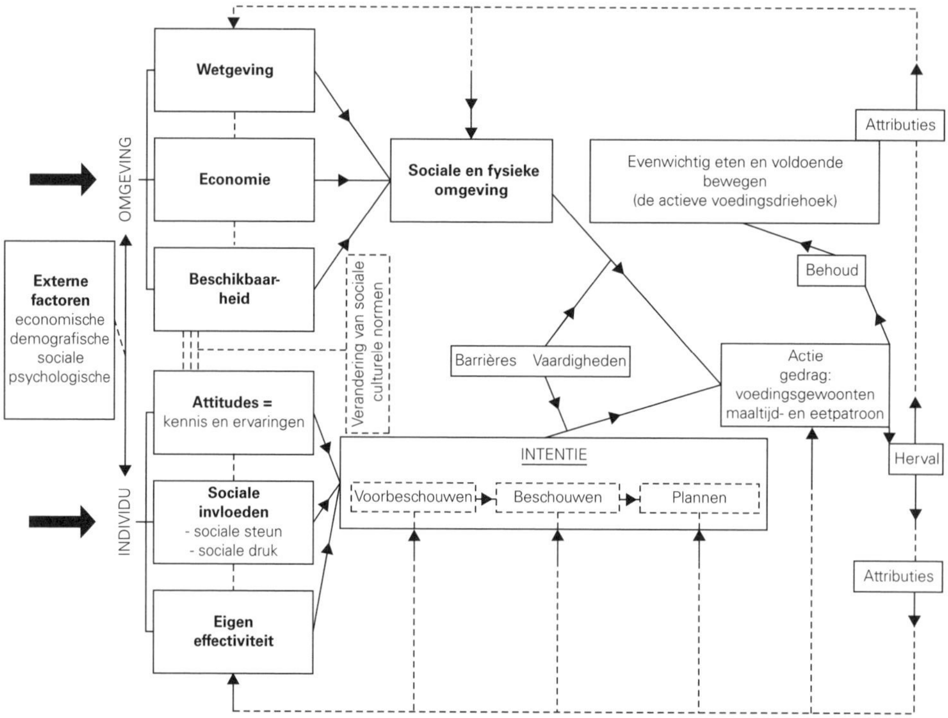


Bron: VIG (2000).

Tot het eind van de jaren 1980 dachten onderzoekers dat gedragsverandering mogelijk was door gewoonweg uit te leggen wat evenwichtige voeding is en hoe een onevenwichtige voeding onze gezondheid beïnvloedt. Dat bleek evenwel niet het geval te zijn. Voorlichting en alleen kennis leiden niet tot gedragsverandering. Men moet naast voorlichting ook omgevingsgericht werken. Het is belangrijk dat mensen vaardigheden hebben om evenwichtig te eten en een evenwichtig voedingsaanbod moet beschikbaar zijn. Een combinatie van voorlichting en structurele en beleidsmatige interventies op maat van de doelgroep is nodig voor een doeltreffende gedragsverandering. We spreken dan van het ruimere begrip 'gezondheidsbevordering' of 'gezondheidspromotie'. Binnen gezondheidspromotie is het geven van voorlichting één van de drie pijlers (zie 1.3).

Bij gezondheidspromotie is het doel om via gedragsverandering en structurele veranderingen – die zowel op het individu als op de omgeving gericht zijn – gezonde keuzes te maken die voor de hand liggen. Dat betekent ook dat evenwichtig eten en bewegen de norm moet worden. En dat evenwichtige voeding vooral ook goed beschikbaar is of dat de omgeving uitnodigt tot bewegen. Aangrijpingspunten zijn de eigen leefstijl, werken aan een gezonde omgeving en gezondheidszorgsysteem. Ervoor zorgen dat evenwichtig eten en bewegen een gewoonte wordt, is iets waar iedereen aan kan werken en dat iedereen zou moeten integreren in de eigen werking. Of dit nu thuis, op school, op het werk of in de eigen gemeente is, evenwichtig eten en bewegen moet overal kunnen. Het zou een automatisme moeten zijn, iets wat we doen zonder er verder bij na te denken.

Het geïntegreerd model voor het bevorderen van evenwichtige voeding (figuur 1.1) geeft weer welke determinanten onze voedingsgewoonten en eetpatroon beïnvloeden. De pijlen zijn beïnvloedingslijnen. Het gedrag dat we willen bereiken, is evenwichtig eten en gezond bewegen, dit volgens de principes weergegeven in de actieve voedingsdriehoek.
Het model omvat een intensieve wisselwerking tussen omgeving en individu. Een individu kan immers eigen keuzes maken of zelf de fysieke omgeving veranderen: een fruitboom in de tuin planten, kiezen om dagelijks fruit te eten, enzovoort. Daarnaast kan een omgevingsinterventie ook rechtstreeks de intenties van het individu beïnvloeden, bijvoorbeeld door fruit aan te bieden op het werk, fruit altijd in huis te hebben, enzovoort.

In dit hoofdstuk bekijken we heel beknopt de belangrijkste invloeden van ons eet- en beweeggedrag en de plaats van de actieve voedingsdriehoek in gezondheidspromotie. Uitgebreide uitleg vindt u in het *Handboek gezondheidspromotie: evenwichtig eten en gezond bewegen* en meer info kan je raadplegen op www.vigez.be/voeding.

Individuele factoren die onze eetgewoonten beïnvloeden, zijn demografische factoren (leeftijd, geslacht, opleiding, achtergrond, etniciteit, ziekte of handicap, ...), psychologische factoren, sociale invloeden, kennis en vaardigheden. Ze hebben een invloed op de kennis, attitudes, het geloof in het eigen kunnen (eigen effectiviteit) tot uiteindelijk ook de intentie tot gedragsverandering en het gedrag.

Omgevingsfactoren zijn beschikbaarheid, toegang tot een gezond voedingsaanbod, beweeginfrastructuur, externe invloeden zoals reclame, informatie, prijsbeleid, ... Ze bepalen of de omgeving al dan niet uitnodigt tot evenwichtig eten en bewegen. Settings zoals de werkplek, de lokale gemeenschap (gemeente, verenigingsleven, recreatiemogelijkheden), de school, de kinderopvang, ... kunnen een belangrijke bijdrage leveren door aan een gezondheidsbeleid te werken.

Voeding en fysieke activiteit worden door heel wat sectoren ondersteund of beïnvloed. De Vlaamse overheid heeft bijvoorbeeld een Vlaams Actieplan ter bevordering van evenwichtig eten en meer bewegen (gezondheidsdoelstelling voeding en beweging, zie www.zorg-en-gezondheid.be). Logo's (Lokale Gezondheidsnetwerken) hebben de opdracht om op lokaal niveau evenwichtige voeding en bewegen te bevorderen. Vele diverse organisaties en actoren werken aan evenwichtige voeding.

Ieder land of iedere cultuur, maar ook ieder bedrijf of iedere gemeenschap heeft eigen normen en waarden wat voeding en beweging betreft. Ideaal is dat de sociale norm en cultuur met elkaar verweven zijn om evenwichtig eten en meer bewegen te ondersteunen en te bevorderen. Bijvoorbeeld:

- Een bedrijf voorziet op de nieuwjaarsreceptie water en fruitsap. Dit maakt evenwichtige voeding toegankelijk. Ook steun van collega's bij het kiezen van water in plaats van een alcoholische drank maakt kiezen voor evenwichtige voeding gemakkelijker.
- Om fruit te kopen moet de werknemer naar een fruitwinkel 5 kilometer verderop. De snackautomaat zonder aanbod van fruit bevindt zich in de inkomhal. Wat zou de werknemer kiezen?

Plaats een voedings- en beweegbeleid in een setting of sector steeds in een breder gezondheidsbeleid. Pak de zaken stap voor stap aan en maak keuzes op korte en lange termijn.

## TIPS

Een kwaliteitsvol gezondheidsbeleid voeren in de school, op het werk, in de gemeente, in de kinderopvang, ... betekent werken vanuit de verschillende strategieën: gezondheidseducatie, hieraan een aanpassing van de omgeving koppelen, afspraken maken en in zorg en begeleiding voorzien voor individuen of risicogroepen. Een afgewogen mix van alle componenten (educatie, structurele maatregelen, afspraken, zorg/begeleiding) en een samenhang tussen deze componenten zijn belangrijk om tot succes komen.
Meer info en strategieën:
- school: www.gezondeschool.be, www.vigez.be/onderwijs
- bedrijf: www.gezondwerken.be, www.vigez.be/werk
- gemeente: www.gezondegemeente.be, www.vigez.be/lokaal

## 1.2 BEWUSTMAKING VAN DE EIGEN EETGEWOONTEN

Bewustwording van de eigen eetgewoonten is de eerste fase om tot gedragsverandering te komen. Daarnaast zijn vaardigheden en motivatie van buitenaf vereist, zoals de aanwezigheid van een evenwichtig voedingsaanbod. Ook een stimulerende cultuur is nodig om tot een gedragsverandering te komen.
Mensen zijn zich vaak onvoldoende bewust van hun voedingsgewoonten. Het Institute of European Food Studies (1996) toonde aan dat 74% van de Belgen zich niet bewust is van zijn (foutieve) eetgedrag. Aan verandering denken ze dus ook niet meteen. Mensen eerst bewust maken en hen aanzetten tot een gezonde levensstijl is een eerste belangrijke stap. De eerste taak is dus informeren en sensibiliseren. Enkel informatie geven volstaat hierbij vaak niet. Mensen hebben begeleiding en steun nodig, bijvoorbeeld van familie, vrienden of collega's. Verder hebben ze nood aan vaardigheden om te evolueren naar een gezond eetgedrag. Ze moeten de informatie kunnen toepassen in het dagelijkse leven. Dit betekent concreet dat we mensen bewust moeten maken, maar dat we hen ook vaardig en assertief moeten maken om het veranderde gedrag in hun leefomgeving vol te houden en tegen de sociale druk in te kunnen gaan.

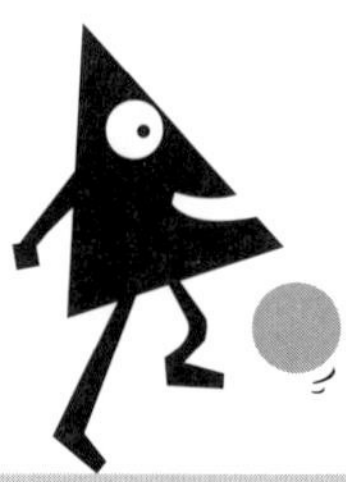

Om voor 'evenwichtig' eten of bewegen te kiezen is er nood aan:

- een evenwichtig voedingsaanbod en beweeginfrastructuur: een evenwichtig en gezond aanbod dat ook in de kijker staat;
- de (individuele) wil om een bewuste gezonde keuze te maken: willen kiezen voor evenwichtige voeding, willen kiezen voor bruin brood, de fiets willen nemen in plaats van de auto;
- kennis: weten wat evenwichtige voeding en gezond bewegen is, de principes van de actieve voedingsdriehoek kennen;
- vaardigheden om de kennis in de praktijk om te zetten, bijvoorbeeld: het etiket van voedingsmiddelen kunnen interpreteren en toepassen om een bewuste gezonde keuze te komen, zoals een magere kaas kiezen, een evenwichtige voeding samenstellen en bereiden, elke week met vrienden afspreken voor een stevige wandeling;
- volharding en assertiviteit (verleidingen kunnen weerstaan en volhouden);
- sociale steun: familie, vrienden en collega's steunen en staan achter een gezonde keuze.

## 1.3 STRATEGIEËN OM EVENWICHTIG ETEN TE BEVORDEREN

De gebruikte strategieën in de gezondheidspromotie worden de 3 V's genoemd:

- Voorlichting (Gezondheidsvoorlichting en –educatie, GVO): informeren, sensibiliseren, kennis en vaardigheden aanleren:
  - informeren of de kennis over evenwichtige voeding en bewegen verhogen tijdens een winkeloefening, een voordracht, een consultatie, ...;
  - sensibiliseren door mensen bewust te maken van het belang van evenwichtige voeding, bijvoorbeeld: het invullen van een voedings- of beweegtest (attitudes beïnvloeden);
  - vaardigheden aanleren door theorie in de praktijk te brengen, bijvoorbeeld door etiketten te gebruiken om keuzes te maken, producten vergelijken, kookvaardigheden, ...;
  - assertiviteit aanleren om sociale druk tegen te gaan, bijvoorbeeld tijdens een receptie, een etentje, onder collega's en vrienden.
- Voorschriften en beleid: de wet- en regelgeving die ten aanzien van evenwichtige voeding beperkend of stimulerend kan werken. Dit is een beleidsmatig of organisatorisch klimaat scheppen dat gezond gedrag vanzelfsprekend maakt. Bijvoorbeeld: wetgeving op etikettering, prijsbeleid op dranken, maximaal gehalte aan zout in brood, een gezondheidsbeleid in organisaties: op het werk, op school, in de gemeente, in de sportclub.
- Voorzieningen of facilitatie via aanbod of infrastructuur: ervoor kiezen om evenwichtige voeding te vergemakkelijken en minder goede keuzes te ontmoedigen. Bijvoorbeeld: smeervetten met een goede vetzuurverhouding goed zichtbaar in de winkel aanbieden, beweeginfrastructuur aanbieden, bij een voedingsaanbod een evenwichtig aanbod steeds beschikbaar stellen.

Naast deze strategieën is het ook belangrijk om aandacht te besteden aan zorg en begeleiding op maat, bijvoorbeeld: individueel voedingsadvies.

## 1.4 DE ACTIEVE VOEDINGSDRIEHOEK EN GEZONDHEIDSPROMOTIE

De actieve voedingsdriehoek staat centraal in de *voorlichting* voor evenwichtige voeding en voldoende bewegen. De actieve voedingsdriehoek is immers een visuele voorstelling van beide leefstijlthema's en geeft in een oogopslag de dagelijkse aanbevelingen hiervan.
Uit de indicatorenmeting in 2009 (Moens et al., 2010) kwam naar voren dat 70% van zowel de basis- als secundaire scholen de actieve voedingsdriehoek als methodiek gebruikt om voedingsvoorlichting te geven. Bijna 50% gebruikt de actieve voedingsdriehoek ook voor bewegingsvoorlichting. Geen enkele methodiek of actie scoort hierin beter. Ook bij professionele hulpverleners is de actieve voedingsdriehoek goed ingeburgerd. Dit leren we onder andere uit de bevraging bij diëtisten die het VIGeZ in 2010 uitvoerde en de bevragingen bij huisartsen, kinderartsen en diëtisten die NICE in 2007 uitvoerde (Smet & De Geeter, 2007).

Voor *professionals* zijn er heel wat hulpmiddelen om de actieve voedingsdriehoek bij educatie te gebruiken: gekleurde afbeeldingen, lege zwart-witafbeeldingen, gratis te downloaden presentaties, teksten voor een algemeen publiek en voor professionals, voedingstests over de volledige voeding ('mijn actieve voedingsdriehoek' en 'springen & spruiten') of over een bepaalde voedingsgroep (vochttest, groentetest, fruittest en zuiveltest) of een bepaalde voedingsstof (vezeltest en vettest). Hiernaast kunnen professionals zelf voor hulpmiddelen zorgen, zoals een houten 3D-driehoek. Deze info is beschikbaar via www.vigez.be/voeding of aan te vragen via actieve.voedingsdriehoek@vigez.be.

Voor het *brede publiek* zijn via de website www.gezondheidstest.be de voedings- en beweegtests beschikbaar, samen met een basistekst. Het VIGeZ en ook vele andere organisaties verspreiden info en folders over evenwichtige voeding en de actieve voedingsdriehoek naar het brede publiek. Er zijn ook heel wat brochures en folders die op maat van bepaalde settings of doelgroepen gemaakt zijn, bijvoorbeeld voor werknemers, op de werkplek, voor basis- en secundair onderwijs. Meer info hierover is beschikbaar op www.vigez.be (publicaties) en in hoofdstuk 7.

*Het beleid/de overheid* werkt met de actieve voedingsdriehoek en heeft in 2008 op de gezondheidsconferentie 'Gezondheidsdoelstelling voeding en beweging' de subdoelstelling geformuleerd dat tegen 2015 meer mensen moeten eten volgens de principes van de actieve voedingsdriehoek. Hierbij wordt een extra focus gelegd op meer water drinken, meer groenten, fruit, melkproducten of calciumverrijkte sojaproducten nemen en de restgroep matigen tot maximaal 250 kcal/dag voor volwassenen. Meer info is te raadplegen op www.zorg-en-gezondheid.be.

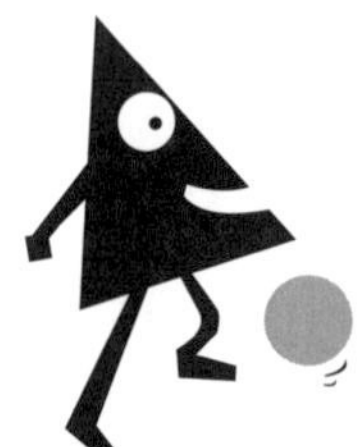

# 2. GESCHIEDENIS VAN DE ACTIEVE VOEDINGSDRIEHOEK

Het eerste voedingsvoorlichtingsmodel in Vlaanderen werd in 1967 ontwikkeld: het Klavertje Vier. Dertig jaar later werd de voedingsdriehoek, het tweede voorlichtingsmodel, gepubliceerd. Ondertussen spreken we van de actieve voedingsdriehoek. In dit hoofdstuk bekijken we de evolutie die de actieve voedingsdriehoek op vijftien jaar doormaakte.

## 2.1 1967: HET KLAVERTJE VIER

Figuur 2.1: Het Klavertje Vier.

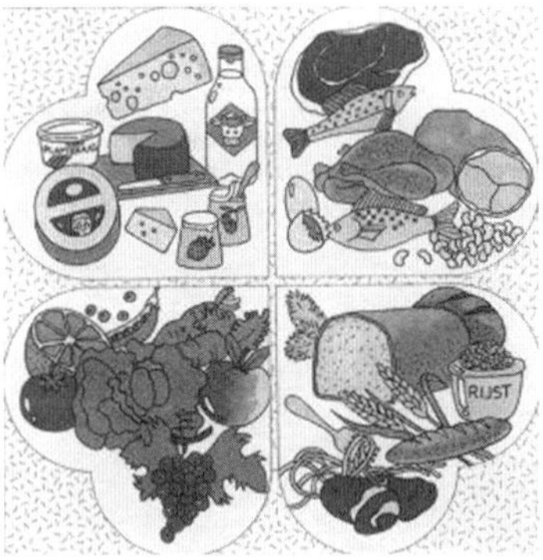


In 1967 werd voor de eerste keer in Vlaanderen een voedingsvoorlichtingsmodel ontwikkeld door het Vlaams Voorlichtingsbureau voor de Voeding, namelijk het Klavertje Vier (figuur 2.1). Het Klavertje Vier was een voedingsgids om mensen te helpen elke dag evenwichtig te eten en elke dag te kiezen uit de vier basisgroepen. De vier basisgroepen die toen werden beschreven, zijn:

- melk, yoghurt, karnemelk en allerlei kaassoorten: deze groep is rijk aan eiwitten, vitamine B2 en calcium;
- vlees, vis, gevogelte, eieren en peulvruchten: deze bevatten vooral eiwitten, vitamine B en mineralen zoals ijzer;
- groenten en fruit, rijk aan provitamine A en vitamine C, mineralen en voedingsvezels;
- brood, aardappelen, volkoren deegwaren, volle rijst en andere graanproducten die vooral koolhydraten, vitamine B, mineralen en voedingsvezels bevatten.

Het Klavertje Vier was vooral bedoeld om de consumptie van de vier basisgroepen te verbeteren. De voedingsgewoonten en het aanbod van producten hadden echter een sterke evolutie gekend. Er was meer nood om een totale voeding in beeld te brengen. De bijkomende aanbevelingen van het Klavertje Vier – 'wees matig met vetten en suiker en varieer elke dag je voeding' – zijn vandaag nog steeds actueel.

## 2.2 1996 EN 1997: EERSTE PUBLICATIE VAN DE VOEDINGSDRIEHOEK

In 1996 werd door VOEG (Voeding en Gezondheid vzw) gestart met het onderzoek en de ontwikkeling van een nieuw voedingsvoorlichtingsmodel. Dit model moest een totale voeding in beeld kunnen brengen. Er werd een werkgroep samengesteld uit vertegenwoordigers van Vlaamse organisaties rond voedingsvoorlichting en voedingsonderwijs. Na een literatuuronderzoek over bestaande modellen in het buitenland werden de volgende uitgangspunten vooropgesteld:

- Het model moest opgesteld worden volgens de laatste wetenschappelijke bevindingen: in 1996 werden hiervoor onder meer als basis de eerste Voedingsaanbevelingen voor België gebruikt, een uitgave van de Nationale Raad voor de Voeding (NRV, 1996, nu Hoge Gezondheidsraad), naast internationale aanbevelingen van onder meer de Wereldgezondheidsorganisatie (WHO).
- Het model moest een idee geven van evenwicht en variatie en op een eenvoudige manier voorgesteld worden zonder te veel tekst. Het model moest goed te gebruiken zijn in de voorlichting van kinderen en een basismodel zijn dat zowel educatief bruikbaar is in het onderwijs als bij het grote publiek.
- Het model moest gericht zijn op het promoten van een gezonde, evenwichtige voeding vanuit het standpunt van preventie tegen welvaartsziekten en een volledige dagvoeding weergeven. Hierbij werd rekening gehouden met de drie basisprincipes van evenwichtige voeding: evenwicht, variatie en gematigdheid.
- De grootte van de groepen moest een idee weergeven van de nodige hoeveelheid en de verhouding tussen de groepen. Er werd gekozen om geen verwijzingen naar voedingsstoffen te geven bij het model, maar wel een weergave van voedingsmiddelen. Hierbij was vooropgesteld dat de essentiële voedingsmiddelen afgezonderd weergegeven worden van de niet-essentiële voedingsmiddelen. Bij de aanbevelingen moest extra aandacht besteed worden aan het accentueren van betere keuzes met betrekking tot de huidige voedingsfouten, bijvoorbeeld: specifieke vermelding van bruin brood.
- Het model moest verder aanpasbaar zijn voor verschillende doelgroepen en doeleinden en bijvoorbeeld ook geschikt zijn om een lacto-(ovo-) vegetarische voeding in beeld te brengen.

De wetenschappelijke achtergrond wordt verder beschreven in hoofdstuk 3.

Figuur 2.2: De voedingsdriehoek: eerste publicatie.

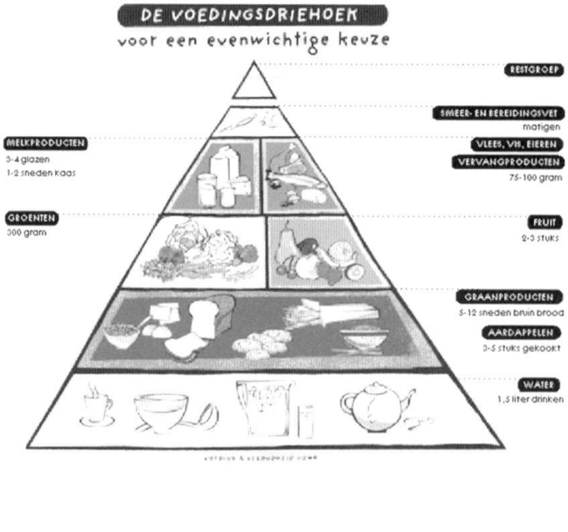

In 1997 werd de 'voedingsdriehoek' gepubliceerd. De voedingsdriehoek had als doel een basiseducatiemodel voor evenwichtige voeding te zijn. Het model moest visueel de basisprincipes van een evenwichtige voeding weergeven. Het nieuwe aan de driehoek was ook dat die niet enkel bepaalde voedingsmiddelen moest promoten. Het model moest een volledige voeding in beeld brengen. De restgroep, de watergroep en vanaf 2004 ook de groep lichaamsbeweging zorgen voor een totale weergave van een gezonde levensstijl met de focus op evenwichtig eten en voldoende bewegen (zie figuur 2.2).

## PRAKTISCH

Aan de hand van de actieve voedingsdriehoek kun je aanleren:

- wat de drie basisprincipes zijn van een evenwichtige voeding, hoe je een dagvoeding kunt samenstellen en wat het belang van elke groep is in een dagvoeding;
- wat en hoeveel dagelijks nodig is van een bepaalde voedingsgroep en hoe je kan variëren binnen dezelfde voedingsgroep;
- wat de verhoudingen zijn tussen de verschillende groepen (het meer en minder eten van bepaalde groepen), wat de eigen voedingsfouten zijn en hoe ze verbeterd kunnen worden;
- hoe je maaltijden kan samenstellen en tussendoortjes kiezen uit de zeven essentiële groepen, en hoe op basis van een bestaand menu via de groepen het menu kan worden aangepast;
- hoeveel en hoe intensief je dagelijks moet bewegen om je energiebalans in evenwicht te houden en je gezondheid te behouden of te bevorderen.

Voorafgaand aan de publicatie in 1997 werd twee jaar gewerkt aan de ontwikkeling en het uittesten van het nieuwe model. Er werd veel aandacht besteed aan de eenvoud van de visuele voorstelling van het model. Deze eenvoud blijkt na vijftien jaar nog altijd de sterkte van de driehoek te zijn: de duidelijke internationale basiskleuren per groep, de tekst bij het model die zich beperkt tot groepsnaam en aanbeveling, de restgroep die zweeft boven het model en helemaal wit (zonder afbeelding van producten) en de afbeelding van de grootte van de groepen in verhouding tot de hoeveelheid die je er dagelijks van nodig hebt. Het later toevoegen van lichaamsbeweging onderaan het model wordt sterk geapprecieerd omdat zo een bredere invalshoek van een gezonde leefstijl in beeld wordt gebracht.

Voor de visuele voorstelling werd gekozen om met tekeningen van voedingsmiddelen te werken die passen binnen de Vlaamse eetcultuur. De tekeningen zijn mooi voor zowel kinderen, jongeren als volwassenen. De praktische aanbevelingen vermeld bij de actieve voedingsdriehoek zijn geldig vanaf 6 jaar en te raadplegen in hoofdstuk 5 of op www.vigez.be/voeding.

Bij het model is ervoor gekozen om de praktische voedingsaanbevelingen niet af te beelden per leeftijdsgroep, maar met een spreiding. Omdat er vooral een verschil ligt in de energiebehoefte, zullen de voornaamste verschillen liggen in de hoeveelheid aardappelen, graanproducten en smeervet. De behoefte aan water, groenten, fruit, melkproducten en vlees wijzigen slechts zeer beperkt.

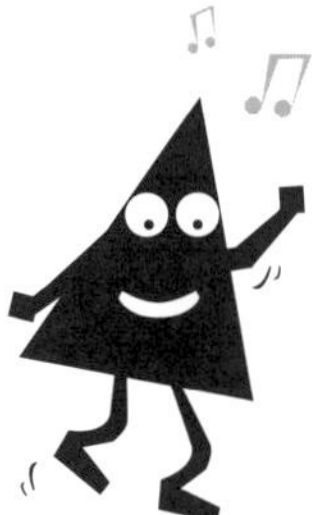

Een uitzondering hierop zijn ouderen en jongeren, die een hogere behoefte hebben aan mineralen en vitaminen, en om deze reden bijvoorbeeld meer melkproducten nodig hebben.

In 1997 werd het nieuwe voedingsvoorlichtingsmodel voorgelegd aan de Nationale Raad voor de Voeding (nu Hoge Gezondheidsraad) en de Commissie Gezondheidsbevordering van de Vlaamse Onderwijsraad (VLOR). Sinds 1997 wordt de (actieve) voedingsdriehoek als voedingsvoorlichtingsmodel gebruikt.

### WEETJE

**Oorspronkelijk heette de voedingsdriehoek 'voedingspiramide'. De term 'voedingspiramide' wordt in het secundair onderwijs in de lessen biologie gebruikt om de voedselketen uit te leggen. Tijdens de testfase werd dit door biologen gesignaleerd. Om verwarring te voorkomen is er gezocht naar een nieuwe naam: dit werd de 'voedingsdriehoek'.**

## 2.3 2000: CALCIUMVERRIJKTE SOJAPRODUCTEN KOMEN IN BEELD

De afbeelding van de voedingsdriehoek werd in 2000 opnieuw getekend en bepaalde producten zoals aardappelen en de oliefles werden duidelijker voorgesteld. De groep melkproducten werd uitgebreid tot de groep melkproducten en calciumverrijkte sojaproducten. Hiermee kregen sojaproducten een plaats in de voedingsdriehoek (figuur 2.3).

Figuur 2.3: De voedingsdriehoek met toevoeging van calciumverrijkte sojaproducten.

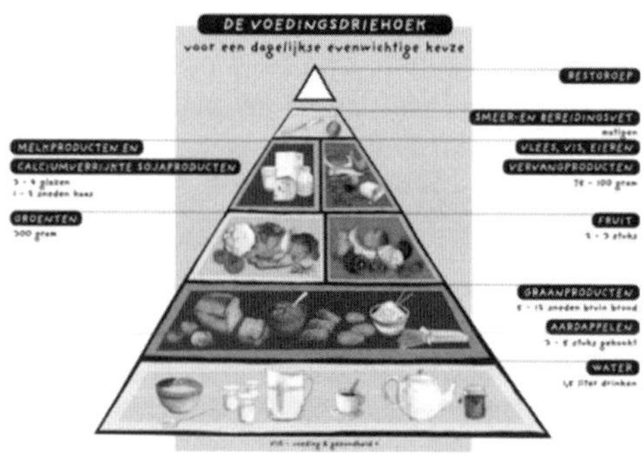


## 2.4 2004: DE VOEDINGSDRIEHOEK WORDT DE ACTIEVE VOEDINGSDRIEHOEK

Na literatuuronderzoek en een visuele test bij de algemene bevolking werd er een beweeglaag als basis aan het model toegevoegd. De aanbevelingen voor beweging (HEPA, 2001) werden voor het eerst gebruikt. De voedingsdriehoek werd in 2004 de actieve voedingsdriehoek. De toevoeging voor een beweeglaag bij een voedingsmodel is zelfs internationaal een primeur. De gewijzigde aanbeveling over vetzuren (HGR, 2003) werd in het model visueel verduidelijkt door noten en zaden duidelijker te tekenen. In de boodschappen en aanbevelingen bij de actieve voedingsdriehoek werd naast de aandacht voor totaal vet meer aandacht besteed aan het soort vet (figuur 2.4).

Figuur 2.4: De actieve voedingsdriehoek.

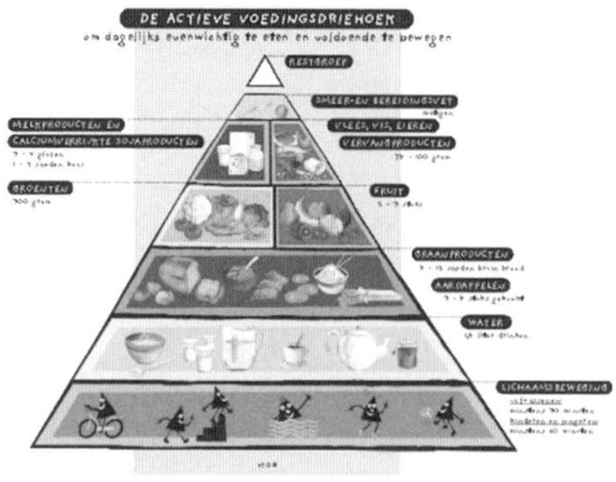


## 2.5 2011: HERZIENING VAN DE ACTIEVE VOEDINGSDRIEHOEK

Eind 2009 bracht de Hoge Gezondheidsraad een herziening uit van de theoretische voedingsaanbevelingen voor België waarbij onder andere de norm voor natrium werd verlaagd (HGR, 2009). De actieve voedingsdriehoek werd in 2011 gescreend op deze herziening. Hiernaast werd ook bekeken hoe sedentair gedrag in de actieve voedingsdriehoek opgenomen kon worden (figuur 2.5).

Figuur 2.5: Herziene actieve voedingsdriehoek.

**2011**

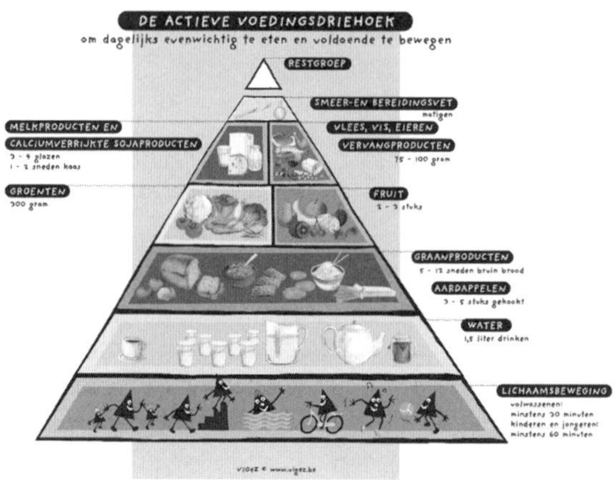

In 2010 werd de actieve voedingsdriehoek ook geëvalueerd door een bevraging uit te voeren bij diëtisten. Hierbij werd gepeild naar de sterktes en de zwaktes van de actieve voedingsdriehoek, naast het gebruik en suggesties bij de aanbevelingen en criteria per groep van de actieve voedingsdriehoek (Vanhauwaert, 2010). De herziening van de actieve voedingsdriehoek en de criteria per groep hield rekening met de opmerkingen en suggesties van de respondenten.

# 3. WETENSCHAPPELIJKE BASIS VAN DE ACTIEVE VOEDINGSDRIEHOEK

De werkgroep baseerde zich voor de theoretische achtergrond op de Voedingsaanbevelingen voor België opgesteld door de Hoge Gezondheidsraad in 1996 (toenmalige NRV) en internationale aanbevelingen vanuit onder andere de WHO. Daarnaast werd ook rekening gehouden met de huidige voedingsgewoonten, bijbehorende voedingsfouten en de beschikbare voedingsmiddelen in Vlaanderen.

## PRAKTISCH

Gebruikte gegevens:

- voedingsaanbevelingen voor België, eerste uitgave 1996, herzieningen van 2003, 2006 en herziening 2009
- studiegegevens over de actuele voedingsgewoonten en eetgedrag in Vlaanderen (o.a. PIH-studie, BIRNH-studie, VCP 2004)
- internationale aanbevelingen (WHO, Eurodiet (Kafatos 2001), enz.) en modellen
- aanbevelingen lichaamsbeweging (HEPA 2004 en internationale aanbevelingen)

## 3.1 DE ONTWIKKELING VAN DE ACTIEVE VOEDINGSDRIEHOEK IN ZES STAPPEN

De ontwikkeling van de praktische aanbevelingen en het model bestond uit zes stappen. Eerst werden de gemiddelde voedingsinname en voedingsfouten in de voeding van de gemiddelde Vlaming nagegaan. Daarna werd op basis van de theoretische aanbevelingen van de HGR (toenmalige NRV) de behoefte aan energie, macro- en micronutriënten voor alle leeftijdsgroepen bepaald. Ten derde werden de groepen voedingsmiddelen bepaald in functie van het voorkomen van bepaalde voedingsstoffen en als vierde stap werden de praktische voedingsaanbevelingen berekend. Elke leeftijdsgroep moest voldoen aan de behoefte aan energie en voedingsstoffen. Als vijfde stap werd bij de voedingsgroepen prioritaire boodschappen bepaald, bijvoorbeeld bruin brood, gekookte aardappelen, halfvolle melk, ... om het maken van een goede voedingskeuze te stimuleren. Dit resulteerde als laatste en zesde stap in de opmaak van een visueel eenvoudig voorlichtingsmodel, toen de voedingsdriehoek genoemd. Later werd die verder aangepast tot de actieve voedingsdriehoek.

## 3.2 GEMIDDELDE VOEDINGSINNAME IN VLAANDEREN

Op basis van de BIRNH-studie (volwassenen) en de PIH-studie (kinderen tussen 6 en 12 jaar) werd in 1996 nagegaan wat de meest voorkomende voedingsproblemen in België zijn. Net zoals in de meeste Europese landen eet de gemiddelde Vlaming onder meer te veel vetten en te weinig voedingsvezels. Uitgedrukt in voedingsmiddelen is het van belang het accent te leggen op het promoten van water, groenten, fruit, volkorengraanproducten en melk. Daarnaast moest er gewerkt worden aan het verminderen van het vetgebruik en het vleesgebruik.

In 2004 werd voor de eerste keer een voedselconsumptiepeiling of VCP in België uitgevoerd die ons meer recente informatie geeft over de voedingsgewoonten van personen vanaf 15 jaar. Hieruit blijkt dat de inname van water, brood, groenten, fruit, melkproducten en bereidingsvet hoger mag. Van producten uit de restgroep en de groep vlees, vis, eieren en vervangproducten eten we te veel. Aardappelen, smeervet en kaas eten we voldoende.

Figuur 3.1 geeft weer hoe de gemiddelde Vlaming (ouder dan 15 jaar) eet in vergelijking met de ideale aanbevelingen volgens de actieve voedingsdriehoek. De resultaten zijn afkomstig van de voedselconsumptiepeiling (Debacker, 2004). Tabel 3.1 geeft een overzicht van de gemiddelde inname per leeftijdsgroep op basis van de laatst beschikbare cijfergegevens.

Figuur 3.1: Het eetpatroon van de gemiddelde Vlaming (ouder dan 15 jaar) in vergelijking met ideale aanbevelingen van de actieve voedingsdriehoek.

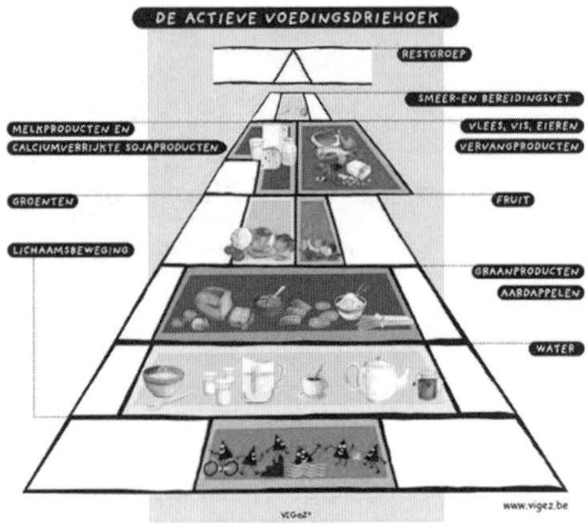


Gemiddelde voedingsinname bij de Vlaamse bevolking ouder dan 15 jaar.
(resultaten VCP- 2004)

Wat meteen opvalt uit de cijfers en de visuele weergave, is dat de gemiddelde Vlaming te veel eet uit de restgroep (afhankelijk van de leeftijdsgroep twee- tot viermaal te veel). Hierbij weten ouderen het best maat te houden met de restgroep, jongeren het minst. Ook uit de groep vlees, vis, eieren en vervangproducten wordt te veel gegeten: 161 gram in totaal in vergelijking met de aanbevolen 100 gram. Hierbij moet wel rekening gehouden worden met het feit dat rauwe of bereide producten al dan niet samen genomen zijn. Verder eet de gemiddelde Vlaming voldoende smeervet (volgens het aantal boterhammen), kaas en aardappelen.

De gemiddelde Vlaming mag meer eten of drinken van de volgende producten:

- vis of peulvruchten: we eten gemiddeld eenmaal per week vis;
- melkproducten: we drinken gemiddeld één glas in plaats van de aanbevolen drie glazen;
- groenten: we mogen tweemaal zoveel eten;
- fruit: we eten bijna één stuk per dag, dat mag twee stuks zijn;
- brood of alternatieven: we eten gemiddeld vier sneden brood per dag; dat mag iets meer zijn, maar is ook afhankelijk van de leeftijd en activiteitsgraad;
- water drinken: we drinken in totaal gemiddeld 1,2 liter waarvan 660 ml water, maar we zouden in totaal minstens 1,5 liter moeten drinken waarvan 1000 ml water.

Verder mogen we meer aan lichaamsbeweging doen voor een gezondheidsbevorderend effect.

Tabel 3.1: Een overzicht van de gemiddelde inname per leeftijdsgroep op basis van de laatst beschikbare cijfergegevens.

| | Kleuters (Huybrechts, 2008) | Jongeren (De Henauw et al., 1998) | | Volwassenen, gem. 15-75 jaar (VCP, 2004) | Ouderen 60-74 jaar (VCP, 2004) | |
|---|---|---|---|---|---|---|
| | | jongen | meisje | | man | vrouw |
| Water | 644 ml waarvan 216 ml water | | | 1,2 liter waarvan 615 ml water | 1,0 l waarvan405 ml water | 1,3 l waarvan 663 ml water |
| Aardappelen Brood | 69 g aardappelen 65 g brood 10 g ontbijtgranen | | | 284 g aardappelen & pasta 144 g brood | 250 g aardappelen & pasta 157 g brood | 149 g aardappelen en pasta 117 g brood |
| Groenten | 78 g | 124 g | 104 g | 145 g + 101 g groentesoep en -sap | 154 g + 143 g groentesoep en- sap | 142 g +143 g groentesoep en- sap |
| Fruit | 113 g | 85 g | 114 g | 120 g + 56 ml fruitsap | 127 g + 32 ml fruitsap | 160 g + 30 ml fruitsap |
| Melkproducten Kaas | 379 ml 8 g kaas | 271 ml 26 g kaas | 239 ml 27 g kaas | 158 ml 30 g kaas | 124 ml 28 g kaas | 142 ml 23 g kaas |
| Vlees- en vervangproducten | 72 g | | | 161 g | 195 g | 132 g |
| Smeer- en bereidingsvetten | | | | 25 g smeervet | 36 g smeervet | 24 g smeervet 2 g bereidingsvet |
| Restgroep | 43 g snoep 89 ml frisdrank, 56 ml lightfrisdrank | 24 g snoep, 26 g koek, 220 ml frisdrank | 21 g snoep, 23 g koek, 126 ml frisdrank | 434 g waarvan 181 g producten die alcohol bevatten gemiddelde inname van 645 kcal | 536 g waarvan 356 g producten die alcohol bevatten gemiddelde 670 kcal/dag | 244 g waarvan 100 g producten met alcohol gemiddelde 459 kcal/dag |

Bron: Gezondheidsconferentie (2008).

## 3.3 KEUZE VAN HET MODEL

Er werd gekozen voor een piramide- of driehoekmodel omdat zo'n model zeer goed een idee kan geven van de hoeveelheid en verhouding tussen de verschillende groepen. Bij de uitwerking werd als voorbeeld de Amerikaanse Food Guide Pyramid gebruikt. De inhoud en de vorm werden echter sterk aangepast aan de Vlaamse aanbevelingen en gewoonten. Zo werd ervoor gekozen om een totale voeding weer te geven en werden hiervoor een watergroep en een restgroep toegevoegd. Op basis van de voedingsaanbevelingen en de Vlaamse voedingsgewoonten werden de grootte, de opsplitsing van verschillende groepen en de inhoud van elke groep gebaseerd op aanbevelingen en voedingsmiddelen beschikbaar in Vlaanderen. Er werd ook gekozen om het model te tekenen als een driehoek en niet als een piramide.

## 3.4 KEUZE, INHOUD EN INDELING VAN DE GROEPEN VAN HET MODEL

Het uitgangspunt was dat het model sterk visueel moest zijn en de hoeveelheid tekst naast het model zoveel mogelijk beperkt moest worden. Zo werd de tekst bij het model beperkt door enkel de groepsnaam met groepsaanbevelingen naast elke groep te vermelden. Uitgebreidere info werd niet in het model opgenomen maar werd wel in de begeleidende teksten weergegeven. Verder werd ervoor gekozen om enkel voedingsmiddelen af te beelden, zonder verwijzing naar voedingsstoffen. Inhoudelijk zijn de groepen samengesteld op basis van de aanwezigheid van voedingsstoffen en de mate waarin ze relevant zijn voor het innemen van de voedingsstoffen. Deze principes worden nog steeds gevolgd. In totaal bevat het model acht groepen, waarvan zeven essentiële en één niet-essentiële groep. In 2004 werd de groep lichaamsbeweging toegevoegd en werd de driehoek uitgebreid tot negen groepen.

De groepen worden besproken van onderen naar boven. De plaats van de groep in het model is gekozen op basis van de benodigde hoeveelheid per dag. Om evenwichtig te eten moet iemand (elk dag) uit elke gekleurde groep iets kiezen, behalve uit de restgroep. Visueel geven de verschillende groottes van de groepen onmiddellijk een idee over de benodigde hoeveelheid in verhouding tot de andere groepen. Door elke groep een bepaalde kleur te geven wordt het visuele extra geaccentueerd. Zowel voor kinderen als volwassenen maken deze kleuren het model extra aantrekkelijk.

Meer info over de verschillende groepen is opgenomen in hoofdstuk 4.

### WEETJE

**Oppervlakteberekening: doe de test.**
**Het volume dat iemand dagelijks eet, moet in verhouding zijn met de grootte van de groepen. Zo moet in volume meer gegeten worden uit de groep 'aardappelen en graanproducten' dan uit de groep 'groenten' of 'fruit'. Dus is de groep 'aardappelen en graanproducten' groter afgebeeld. Toch klopt het niet perfect. Zo zou de verhouding melk:vlees 4,5:1 moeten zijn, maar vanwege grafische beperkingen kon dat niet zo afgebeeld worden.**

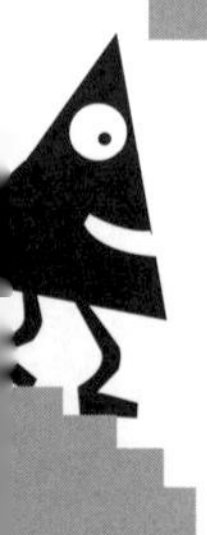

## 3.5 HET OPSTELLEN VAN DE PRAKTISCHE VOEDINGSAANBEVELINGEN

Op basis van de eerste Voedingsaanbevelingen voor België gepubliceerd in 1996 door de toenmalige Nationale Raad voor de Voeding werden voor zowel kinderen als volwassenen berekeningen uitgevoerd (tabellen 3.2 en 3.3). Hiervoor werd uitgegaan van de energie en voedingsstoffen die iemand nodig heeft bij middelmatige activiteit. Aangezien er vooral een verschil is in de energiebehoefte per leeftijdsklasse, zullen de voornaamste verschillen liggen in de hoeveelheid brood, aardappelen en smeervet. De behoefte aan groenten, fruit, melkproducten en vlees zal slechts beperkt wijzigen. Daarom worden de aanbevelingen bij het model niet weergegeven per leeftijd en geslacht, maar in een spreiding van behoeften die gelden vanaf een leeftijd van 6 jaar. De benodigde hoeveelheden voor kinderen onder de 6 jaar zijn te verschillend om ze in de spreiding weer te geven.

Tabel 3.2: Aanbevolen procentuele energieverdeling bij de opmaak van het model (NRV, 1996).

- 55-75 energie% koolhydraten waarvan minimaal 50 energie% meervoudige koolhydraten
- Maximaal 30 energie% vetten waarvan maximaal 10 energie% verzadigde vetzuren en tussen 3 en 7 energie% meervoudig onverzadigde vetzuren met een verdere aandacht voor de spreiding van de vetzuren volgens de verhouding
- ± 10 energie% eiwitten

Tabel 3.3: Behoefte aan macronutriënten en energie bij een gemiddelde en matige activiteitsgraad.

| | Kinderen | Vrouwen | Mannen |
|---|---|---|---|
| Energie | 1625 kcal | 2000-2200 kcal<br>Basis: 2000 kcal | 2500-3050 kcal<br>Basis: 2500 kcal |
| Eiwitten: 10-15 en% | 61 g | 75-82 g | 94-114 g |
| Koolhydraten: min. 55 en% | 226 g | 275-302 g | 344-419 g |
| Vetten: max. 30 en% | 54 g | 67-73 g | 83-102 g |
| Voedingsvezels: 15 g/1000 kcal | Geen aanbeveling in 1996 | 30-33 g | 37-46 g |

Bron: NRV (1996).

In 2006 verhoogde de Hoge Gezondheidsraad de aanbeveling voor vetten van maximaal 30 energie% naar maximaal 35 energie% en wordt er concreet met de aanbeveling van 30 gram voedingsvezels per dag gewerkt voor volwassenen. Ook voor kinderen worden er in 2006 aanbevelingen geïntroduceerd voor voedingsvezels. Beide wijzigingen werden mee opgenomen in de herziening van de actieve voedingsdriehoek.

Bij het opstellen van praktische voedingsaanbevelingen voor groepen wordt onderscheid gemaakt naar leeftijd, geslacht en activiteitsgraad. De aanbeveling van een matige activiteitsgraad werd hier opgevolgd.

De praktische aanbevelingen zijn net zoals de theoretische aanbevelingen van de Hoge Gezondheidsraad opgesteld voor gezonde personen en hebben betrekking op de behoefte van de meerderheid van de Belgische bevolking. De aanbevelingen zijn dan ook opgesteld voor een populatie en bedoeld als gemiddelde inname. Het is aan te bevelen om dagelijks de juiste hoeveelheden op te nemen. Dat is echter niet steeds nodig indien over een periode van ongeveer één week (tot twee weken) voldoende van alle voedingsstoffen wordt ingenomen (Van den Berg & Werkman, 2009).

Er werd rekening gehouden met de aanbevolen hoeveelheid van de HGR, die voorziet in de behoefte aan voedingsstoffen van 97,5% van de mensen (NRV, 1996; HGR, 2009). Voor energie wordt er met een gemiddelde behoefte gewerkt.

Om de praktische voedingsaanbevelingen op te stellen werd naast de energieverdeling en de behoefte aan voedingsvezels en water een selectie gemaakt van mineralen en vitaminen. Hierbij werden steeds de ondergrens en de bovengrens gerespecteerd:

- de mineralen zijn: natrium, kalium, fosfor, magnesium, ijzer en calcium;
- de vitaminen zijn: vitamine A, vitamine B1, vitamine B2 en vitamine C. De selectie was prioritair, maar ook met de andere vitaminen en mineralen werd bij de berekeningen rekening gehouden.

Bij de berekeningen van de zeven essentiële voedingsgroepen baseren we ons voor elke leeftijdsgroep op de ondergrens, de gemiddelde waarde en de bovengrensaanbevelingen voor elke voedingsstof.

Bij het model wordt in een spreiding de aanbeveling per voedingsgroep weergegeven. Hierbij is de ondergrens van voedingsmiddelenaanbeveling voor kinderen vanaf 6 jaar, het gemiddelde geldt eerder voor vrouwen met een matige activiteit en de bovengrens voor mannen met een matig activiteitsniveau. Personen die minder of meer actief zijn, vallen tussen deze verschillende groepen in. In de praktijk hebben personen met een hogere of een lagere energiebehoefte meer of minder brood, aardappelen en smeervet nodig. De behoefte aan de andere voedingsmiddelengroepen blijft ongeveer gelijk.

Voor de restgroep werd rekening gehouden met een inname van 10% van de energiebehoefte. Rekening houdend met de onder- en bovengrenzen per leeftijdsgroep wordt met de actieve voedingsdriehoek aan de energie- en voedingsbehoeften voldaan en zijn er geen grote probleempunten.

Enkele aandachtspunten:

- *IJzer.* De behoefte aan ijzer bij vrouwen in de vruchtbare leeftijd voldoet niet. Via de actieve voedingsdriehoek neemt een vrouw gemiddeld 11 mg ijzer in, de aanbeveling is 19,6 mg/dag. Mannen hebben een behoefte van 9 mg en nemen gemiddeld 13 mg in volgens de aanbevelingen bij de driehoek. Vrouwen in de vruchtbare leeftijd voldoen als enige leeftijdsgroep niet aan de behoefte. Een studie bij vrouwen stelde echter geen anemie vast (Pynaert, 2005). Via de praktische aanbevelingen is het alvast niet wenselijk om meer vlees aan te bevelen. Er kunnen wel tips gegeven worden om de ijzeropname te bevorderen, bijvoorbeeld om non-haemijzer-bronnen te gebruiken in combinatie met een vitamine C-bron (aardappelen, fruit of groenten rijk aan vitamine C).
- *Vitamine D.* Sinds 2009 heeft de HGR de behoefte aan vitamine D verdubbeld. Hierdoor voldoet de aanbeveling bij de driehoek niet meer voor alle leeftijdsgroepen. Gezien ook de zon vitamine D levert, is het niet nodig hier aanpassingen aan de driehoek aan te brengen, maar wel moet de boodschap genoteerd worden om dagelijks buiten te komen.

- *Natrium.* In 2009 heeft de HGR de aanbeveling voor natrium voor volwassenen verlaagd van 2400 mg naar 2000 mg/dag. Voor jongeren en ouderen bedraagt de aanbeveling nu 1600 mg natrium/dag. Rekening houdend met het feit dat een zoutarm dieet 2000 mg/dag bedraagt, is dit een strenge norm in het kader van een gezonde voeding. De Hoge Gezondheidsraad heeft deze norm verstrengd om ziekten te voorkomen. De actieve voedingsdriehoek voldoet aan de oude norm van 2400 mg Na/dag, niet aan de norm van 2000 mg Na/dag. Brood levert meer dan de helft van de totale natriuminname per dag, maar vanwege zijn bijdrage aan de inname van meervoudige koolhydraten en voedingsvezels is het niet wenselijk om de broodinname te ontmoedigen. In 2011 werd een natriumcriterium ingevoerd om producten te ontmoedigen die te rijk zijn aan zout, alsook de boodschap om geen zout toe te voegen bij bereiding of aan tafel.

## 3.6 TEST VAN DE VOEDINGSDRIEHOEK IN 1997

In 1997 werd de eerste opmaak van het model uitgetest bij de algemene bevolking. De test bestond uit vier opdrachten en tien kennisvragen. In totaal zijn er 751 mensen bevraagd, waarvan 47% geen gebruik van het model mocht maken (de controlegroep) en 53% wel gebruik maakte van het model (de experimentele groep). De steekproef bestond voor 54% uit mannen en voor 46% uit vrouwen. Er was een evenredige verdeling volgens leeftijd en opleidingsniveau.

Bij de eerste van de vier opdrachten werd gevraagd om 26 voedingsmiddelen te groeperen volgens gelijkenis. Er mochten maximaal negen groepen voedingsmiddelen gevormd worden. Zowel de controlegroep als de experimentele groep vormde zeven groepen waarbij de groep van vetstoffen ontbrak. Opdracht 2 bestond eruit de opgegeven voedingsmiddelen te vervangen door vergelijkbare voedingsmiddelen. Hierbij maakte de controlegroep significant meer fouten. In opdracht 3 werd gevraagd uit drie dagvoedingen de gezondste en de minst gezonde voeding te selecteren. Deze opdracht bleek zowel voor de controlegroep als voor de experimentele groep slecht uitvoerbaar te zijn. In de laatste opdracht werd gevraagd moeilijk te klasseren voedingsmiddelen in de juiste groep te plaatsen. De experimentele groep scoorde ook hier significant beter.

De personen die het model mochten gebruiken bij het oplossen van de opdrachten, werd gevraagd naar hun mening over het model. Hierbij vond 79% het model aantrekkelijk tot heel aantrekkelijk. Eenentachtig procent vond het model duidelijk tot heel duidelijk en bij 75% van de personen sprak het model erg aan.

Uit de test kan men besluiten dat maaltijden beoordelen niet eenvoudig is, maar dat het model duidelijk een hulpmiddel is bij het variëren van voedingsmiddelen binnen eenzelfde groep. Verder geeft het model een duidelijk idee van welke voedingsmiddelen belangrijk zijn in een dagelijkse voeding. Het model geeft visueel al een sterk beeld van wat een evenwichtige voeding moet inhouden. Het toevoegen van lichaamsbeweging in 2004 werd zeer sterk geapprecieerd omdat zo ook de aspecten van energiebalans en een bredere leefstijl in beeld worden gebracht.

Het model vraagt echter steeds bijkomende uitleg. Om die reden werden bij het model tien tips opgesteld: vijf voedings- en vijf gezondheidstips. Samen met een extra woordje over variatie worden die bij het model afgebeeld. De tien tips verwoorden de aandachtspunten van de actieve voedingsdriehoek.

## 3.7 VOEDINGS- EN GEZONDHEIDSTIPS

Uit de test bleek dat extra uitleg bij het model noodzakelijk is. Op de affiche werden een tekst over het belang van variatie en de tien tips afgebeeld. De tips verwijzen naar bepaalde aandachtspunten. Zo werden vijf voedingstips opgesteld die onder andere vezelrijke voeding promoten en erop wijzen dat men het gebruik van bepaalde groepen moet matigen, bijvoorbeeld vetten. De gezondheidstips besteden aandacht aan hygiëne, de rol van etiketten, lichaamsbeweging en een goed lichaamsgewicht.

Voedingstips:

- Eet gevarieerd.
- Eet veel groenten, fruit, aardappelen en volle graanproducten.
- Matig het gebruik van vlees, vet, suiker en zout.
- Drink voldoende water en melkproducten.
- Eet regelmatig en niet meer dan 5 x per dag.

Gezondheidstips:

- Neem voldoende maal-'tijd'.
- Was steeds je handen voor je eet of eten bereidt.
- Lees de verpakkingen.
- Houd je gewicht op het juiste peil.
- Neem regelmatig lichaamsbeweging.

## 3.8 DRIE PRINCIPES VAN EEN EVENWICHTIGE VOEDING

De drie basisprincipes voor een evenwichtige voeding die als boodschap in het model moeten zitten, zijn evenwicht, gematigdheid en variatie. Evenwichtig eten betekent de drie basisprincipes van een evenwichtige voeding volgen:

- *Evenwicht.* De actieve voedingsdriehoek is verdeeld in negen groepen: zeven groepen met essentiële voedingsmiddelen, bovenaan de restgroep en onderaan de beweeglaag. Evenwichtig eten betekent dagelijks kiezen uit de zeven essentiële groepen om voldoende voedingsstoffen en energie in te nemen. De grootte van de verschillende groepen geeft een idee van de hoeveelheid die dagelijks nodig is: in verhouding moet dus meer gegeten worden uit de grote groepen dan uit de kleine groepen.
- *Variatie.* Dagelijks dezelfde voedingsmiddelen eten leidt tot een eenzijdige en onevenwichtige voeding. Eén voedingsmiddel bevat nooit alle benodigde voedingsstoffen, afwisselen is dus de boodschap. Daarom is niet alleen variatie tussen de verschillende voedingsmiddelen noodzakelijk, maar ook binnen elke groep. Bijvoorbeeld: enkel wortelen eten uit de groep groenten is geen goed idee.
- *Matigheid.* Bij elke groep worden aanbevelingen gegeven voor de dagelijkse inname. Respecteer deze aanbevelingen, eet niet meer dan nodig en wees matig met de voedingsmiddelen uit de top (restgroep). Ook al staat een voedingsmiddel bekend als gezond en passend in een evenwichtige voeding, te veel is te veel.

## 3.9 ACTUALISATIE VAN DE ACTIEVE VOEDINGSDRIEHOEK

De actieve voedingsdriehoek wordt op regelmatige basis herzien. Telkens wanneer een herziening uitkomt van de theoretische voedingsaanbevelingen in België, worden de driehoek en de boodschappen die deze weergeeft, onder de loep genomen door een werkgroep. Om de herziening voor te bereiden werd in 2010 voor de eerste keer een uitgebreide bevraging uitgevoerd bij diëtisten. Hierbij werden de sterktes en zwaktes bevraagd van de actieve voedingsdriehoek en de theoretische voedingsaanbevelingen.

De meest recente herziening gebeurde in 2011. Voor beweging werden de internationale aanbevelingen gevolgd. Zo is er internationaal meer en meer bewijs dat ook sedentair gedrag naast onvoldoende bewegen een negatieve impact heeft op de gezondheid. Het zijn twee aparte gedragingen. Dit aspect wordt sinds 2011 voor de eerste keer meegenomen in de driehoek.

De diëtisten in het onderzoek gaven de volgende *sterktes* van de actieve voedingsdriehoek weer:

- het visuele aspect (kleuren, ...) en de aanwezigheid van de top in de driehoek (restgroep);
- in één oogopslag een weergave van evenwichtige voeding;
- duidelijk, eenvoudig, realistische weergave van de basisprincipes;
- verhoudingen en beschikbaarheid van aanbevelingen per groep en per leeftijd;
- brede bruikbaarheid: bij kinderen, bij vegetarische voeding, bij andere culturen, ...;
- opname van beweging en zo de kans om een gezonde leefstijl in beeld te brengen;
- makkelijk bruikbaar instrument;
- in bijna elk dieet bruikbaar mits aanpassing van de hoeveelheden.

Bij elke groep van de driehoek werden tips en suggesties gegeven. De volgende *verbeterpunten* kwamen het sterkst naar voren:

- verduidelijken van de aanbeveling van de vochtinname en welke dranken de voorkeur hebben;
- indeling van dranken in de watergroep, plaats van andere dranken, zoals bouillon, soep, lightfrisdranken, koffie, thee;
- de restgroep: aanbeveling voor deze groep, indeling binnen deze groep, bijvoorbeeld: koeken, zoet broodbeleg.

In hoofdstuk 4 worden de praktische aanbevelingen van de actieve voedingsdriehoek groep per groep weergegeven.

## 3.10 BESLUIT

Ieder land heeft zijn eigen eetcultuur en daarom is het belangrijk dat men kan teruggrijpen naar een eigen model. Op basis van de Voedingsaanbevelingen voor België, de Vlaamse voedingsgewoonten en producten werd een educatief model ontwikkeld dat een dagvoeding weergeeft.
De actieve voedingsdriehoek werd na de testfase verspreid in het onderwijs, naar voedingsvoorlichters en het brede publiek. Hieruit blijkt dat het model effectief is als basismodel om aan te leren wat een evenwichtige voeding inhoudt. Het is wel belangrijk om bij dit model extra uitleg te geven. Verder biedt VIGeZ ondersteuning aan wie de actieve voedingsdriehoek gebruikt op professioneel vlak. Op de websites www.vigez.be/voeding en www.gezondheidstest.be is er specifieke info te vinden voor respectievelijk professionals en het brede publiek.

# 4. DE ACTIEVE VOEDINGSDRIEHOEK: GROEP PER GROEP

De actieve voedingsdriehoek bestaat uit negen groepen: de groep lichaamsbeweging, zeven essentiële voedingsgroepen en de restgroep. In dit hoofdstuk wordt besproken welke activiteiten of voedingsmiddelen in welke groep thuishoren en waarom, en wordt ook de dagelijkse aanbeveling meegegeven. Behalve voor de groep lichaamsbeweging is de indeling gebaseerd op de voedingsstoffensamenstelling en -bijdrage van voedingsmiddelen aan een evenwichtige voeding, zoals in tabel 4.1 beschreven.

De aanbevelingen zijn vanuit communicatieoogpunt en qua duidelijkheid voor de consument in dagaanbevelingen vermeld. Bij een individueel advies kan dit ook bekeken worden per week. Bijvoorbeeld: iemand eet de ene dag wat minder fruit, maar haalt per week wel de aanbeveling.

Per groep is er op basis van criteria de indeling: 'kies bij voorkeur', 'kies als middenweg' en 'behoort tot de restgroep'. Deze indeling geeft aan welke producten we in het kader van een evenwichtige voeding het best kiezen om gezond te blijven en welvaartsziekten zoals hart- en vaatziekten, overgewicht, diabetes type 2, bepaalde kankervormen en osteoporose te helpen voorkomen. De criteria helpen bij de indeling en moeten steeds per product bekeken worden. Zo zijn er bijvoorbeeld binnen het aanbod van 'ontbijtgranen' producten die thuishoren in de categorie 'kies bij voorkeur' en producten die thuishoren in de categorie 'kies als middenweg'.
Het aandeel voorkeur- en middenwegproducten in percentage in een dagvoeding is niet eenvoudig uit te drukken. Voorkeurproducten moeten in verhouding steeds meer in de voeding voorkomen.

De criteria zijn enerzijds opgesteld met het oog op een matiging van de hoeveelheid (verzadigde) vetten en toegevoegde suiker. Anderzijds zijn de criteria opgesteld vanuit het stimuleren tot een verhoging van de hoeveelheid voedingsvezels en vanuit de aandacht voor bepaalde voedingsstoffen zoals calcium, natrium en onverzadigde vetzuren.
Bijvoorbeeld: in de groep melkproducten en calciumverrijkte sojaproducten vindt men yoghurt zonder en met toegevoegde suiker. In het kader van een evenwichtige voeding wordt aangeraden om de inname van suiker te matigen. Vandaar dat yoghurt zonder toegevoegde suiker wordt ingedeeld bij de categorie 'kies bij voorkeur' en yoghurt met toegevoegde suiker bij de categorie 'kies als middenweg'. Het geniet dus de voorkeur om eerder yoghurt zonder dan met toegevoegde suiker te eten.

In het volgende kaderstuk wordt de definitie gegeven voor de indeling in de categorieën 'kies bij voorkeur', 'kies als middenweg' en 'behoort tot de restgroep'.

## PRAKTISCH

**Indeling in categorieën 'kies bij voorkeur', 'kies als middenweg' en 'behoort tot de restgroep'**

***Kies bij voorkeur***
Voorkeurproducten zijn basisproducten die in het algemeen minder vet, verzadigd vet, suiker en/of natrium aanbrengen en/of meer voedingsvezels bevatten. Bijvoorbeeld: bruin brood, magere yoghurt zonder toegevoegde suiker, vers fruit.

***Kies als middenweg***

Middenwegproducten zijn producten die in een evenwichtige voeding niet de overhand mogen krijgen. Deze producten bevatten in het algemeen meer (verzadigd) vet, suiker en/of natrium in vergelijking met hetzelfde type producten in de categorie 'kies bij voorkeur'. Producten uit de categorie 'kies als middenweg' brengen een bepaalde hoeveelheid voedingsstoffen aan zoals vitaminen, mineralen en voedingsvezels. Het hogere vet-, suiker- en/of natriumgehalte kan van nature aanwezig zijn, bijvoorbeeld in vollemelkproducten en in vet vlees. Het kan echter ook het resultaat zijn van extra toevoegingen of bewerkingen die producten hebben ondergaan, bijvoorbeeld suikerbrood, yoghurt met toegevoegde suiker.

***Behoort tot de restgroep***

De restgroep bevat producten die niet in een essentiële voedingsgroep van de actieve voedingsdriehoek thuishoren, bijvoorbeeld: koek, gebak, suiker, alcohol, sauzen, frisdranken. Hiernaast bevat de restgroep vormen van sedentair gedrag. De restgroep zorgt ervoor dat een totale voeding in beeld gebracht kan worden.
De voedingsmiddelen in de essentiële voedingsgroepen dragen dagelijks en verhoudingsgewijs bij tot een evenwichtige voeding. Dat is niet het geval voor de producten uit de restgroep. Ze zijn niet nodig, het zijn toemaatjes die men vrij mag kiezen, weliswaar rekening houdend met de energienorm, namelijk 'eet maximaal 10 energie% via producten uit de restgroep'. Wie dagelijks uit de restgroep eet, maakt beter ook binnen de restgroep een goede keuze. Om een betere keuze te bevorderen zijn voor bepaalde productcategorieën in de restgroep criteria ontwikkeld. Let wel: restgroepproducten zijn nooit voorkeur- of middenwegproducten.

De criteria werden voor het eerst opgesteld in 2000. In 2011 werden ze herzien. Per groep is extra gelet op het criterium natrium (op basis van de verlaagde aanbeveling van de Hoge Gezondheidsraad, 2009). Voor beweging (op basis van internationale aanbevelingen) is er bijkomende aandacht voor sedentair gedrag. In tabel 4.1 wordt de basis van de indeling van de groepen van de actieve voedingsdriehoek – behalve voor de groep lichaamsbeweging – volgens hun voedingsstoffensamenstelling weergegeven.

Tabel 4.1: Indeling van de groepen van de actieve voedingsdriehoek, behalve voor de groep lichaamsbeweging, volgens hun voedingsstoffensamenstelling en -bijdrage aan een evenwichtige voeding.

| Naam van de groep (kleur van de groep) | Voornaamste voedingsstoffen bijdrage | Voedingsmiddelen die tot de groep behoren | Opmerkingen |
|---|---|---|---|
| Lichaamsbeweging (oranje) | Energiebalans<br>Gezondheids-bevorderend | | |
| Water (blauw-grijs) | Vocht | Energiearme dranken: water, koffie en thee zonder toevoegingen, lightfrisdranken | |
| Graanproducten en aardappelen (donkerbruin) | Meervoudige of complexe koolhydraten<br>Plantaardige eiwitten<br>Voedingsvezels<br>Mineralen zoals kalium, fosfor en ijzer<br>Vitaminen zoals vitamine B1, B2, niacine en vitamine C | Aardappelen<br>Graanproducten: brood, rijst, deegwaren, bulgur, couscous, ... | Extra aandacht wordt besteed aan:<br>• de promotie van de vezelrijke vormen, bv. bruin brood en volkorenpasta<br>• matige toevoegingen van vet of zout bij de bereiding |
| Groenten (lichtgroen) | Meervoudige of complexe koolhydraten<br>Voedingsvezels<br>Mineralen zoals kalium<br>Vitaminen zoals vitamine B1, B2, bètacaroteen, vitamine C en foliumzuur<br>Vocht<br>Antioxidanten | Alle groenten (vers, diepvries, in blik, in glas)<br>Groentesoep<br>Groentesappen | |
| Fruit (donkergroen) | Enkelvoudige koolhydraten<br>Voedingsvezels<br>Mineralen zoals kalium<br>Vitaminen zoals bètacaroteen, vitamine C<br>Vocht<br>Antioxidanten | Alle fruit (vers, in blik, gedroogd)<br>Fruitsap<br>Vruchtenmoes<br>Fruitdranken, bv. smoothies | Aparte fruitgroep om het belang van zowel groenten als fruit aan te duiden.<br>Fruit is geen groentevervanger.<br>Variatie in soorten, wissel af met kleuren.<br>Kies voor seizoenproducten. |

| Naam van de groep (kleur van de groep) | Voornaamste voedingsstoffen bijdrage | Voedingsmiddelen die tot de groep behoren | Opmerkingen |
|---|---|---|---|
| Melkproducten en calciumverrijkte sojaproducten (donkerblauw) | Eiwitten<br>Vetten<br>Mineralen zoals calcium, fosfor, magnesium en zink<br>Vitaminen zoals B2, B12, A en D | Melk<br>Karnemelk<br>Yoghurt<br>Alle kaassoorten: witte kaas, harde kaas, smeerkaas, ...<br>Calciumverrijkte sojadranken en desserts | Melk levert vocht maar wordt vanwege de aanbreng van calcium, eiwitten en B12 in een aparte groep onderverdeeld. |
| Vlees, vis, eieren en vervangproducten (donkerrood) | Eiwitten<br>Vetten<br>Mineralen zoals ijzer, zink<br>Vitaminen zoals B1, B3, B6, B12, A en D | Vlees en vleeswaren<br>Orgaanvlees<br>Vis<br>Schaal- en schelpdieren<br>Eieren<br>Sojaproducten: tempé, tofu<br>Peulvruchten<br>Noten en zaden<br>Mycoproteïne<br>Seitan | Noten, zaden, mycoproteïne, seitan en peulvruchten werden in deze groep opgenomen omdat een adequate combinatie van plantaardige eiwitten over de dag volwaardige eiwitten oplevert in het kader van een vegetarische voeding. |
| Smeer- en bereidingsvet (geel) | Vetten<br>Essentiële vetzuren<br>Vitaminen zoals A, D en E | Smeervet<br>Bereidingsvet zoals olie, bak- en braadvet, margarines en boter | |
| Restgroep (wit) | Vaak een onevenwichtige aanbreng van energie en essentiële voedingsstoffen door relatief veel vetten en/of suiker en weinig of geen vitaminen, mineralen en voedingsvezels. Deze producten hebben doorgaans een lage nutriëntdensiteit.<br><br>Sedentair gedrag | Zoet broodbeleg<br>Koek en gebak<br>Dranken met meer dan 5 kcal/100 ml die niet in de andere groepen thuishoren.<br>Sauzen, room, slagroom.<br>Snoep, chips, ...<br>Alcoholische dranken, energiedranken.<br><br>Beeldschermactiviteiten | Dankzij de restgroep kan een volledige voeding in beeld gebracht worden en het aspect overvoeding besproken worden. Bepaalde productgroepen in de restgroep hebben een indeling in producten van 1ste, 2de of 3de keus. Een restgroepproduct is echter nooit een voorkeurproduct. |

☐ *Samengestelde gerechten*

Samengestelde gerechten zijn niet zo gemakkelijk om rechtstreeks in de actieve voedingsdriehoek te plaatsen. Samengestelde gerechten worden daarom het best opgesplitst in de verschillende maaltijdcomponenten per groep van de actieve voedingsdriehoek. Lasagne bevat bijvoorbeeld een gedeelte uit de groep aardappelen en graanproducten (lasagne), een gedeelte groenten (tomaat, paprika, spinazie, ...), een gedeelte uit de groep vlees, vis, eieren en vervangproducten (bijvoorbeeld: gehakt of ham), een gedeelte uit de groep smeer- en bereidingsvet, een gedeelte uit de groep melkproducten en calciumverrijkte sojaproducten (melk voor de bechamelsaus, kaas) en eventueel ook uit de restgroep (bijvoorbeeld: room). Hoeveel uit elke groep afkomstig is, is afhankelijk van het recept en de bereiding.

Voedingsmiddelen zoals een mengeling van groente- en vruchtensap zijn eveneens moeilijk in één groep te plaatsen. Beoordeel het product op basis van de ingrediënten en plaats het in de groep van het ingrediënt dat het belangrijkste is of het meeste voorkomt.

## 4.1 LICHAAMSBEWEGING

### 4.1.1 Omschrijving

Lichaamsbeweging is, naast een goede voeding, erg belangrijk voor een goede gezondheid en om de energiebalans in evenwicht te houden. De energie-inname moet afgestemd zijn op het energieverbruik. Om voordelen te verkrijgen is lichaamsbeweging met een matige intensiteit aangewezen, bijvoorbeeld: fietsen, stevig doorstappen, zwemmen, dansen, trappen lopen.

*Energie-inname = energieverbruik*

Met gezondheidsbevorderende lichaamsbeweging worden inspanningen bedoeld met minstens een *matige intensiteit* of inspanningen waarbij het hart minstens iets sneller gaat slaan, de ademhaling iets sneller en dieper gaat dan normaal en men licht zweet. Praten moet nog mogelijk zijn.
Of een fysieke activiteit voor een bepaalde persoon inspanningen met een matige intensiteit vergt, kan als volgt berekend worden.

> Bereken eerst de theoretische *maximale polsslag of hartfrequentie* door van 220 de leeftijd af te trekken: '220 – leeftijd = maximale hartfrequentie'. Meet dan tijdens de activiteit de polsslag. Bij het uitvoeren van een matige fysieke activiteit moet de polsslag tussen 55% en 69% van de maximale hartfrequentie liggen (HEPA, 2001).

Uit onderzoek (HEPA, 2001) blijkt dat fysieke activiteit een positief zelfbeeld bevordert, ervoor zorgt dat men beter kan omgaan met spanning en stress, bijdraagt tot minder angst- en depressiegevoelens, een gunstige invloed heeft op de mentale gezondheid en slapen verbetert.

Een sedentaire levensstijl of gebrek aan fysieke activiteit kan de kans op ziekte doen toenemen. Zo werd wetenschappelijk aangetoond dat een gebrek aan fysieke activiteit het risico doet toenemen op hart- en vaatziekten, bepaalde vormen van kanker, osteoporose, diabetes type 2, overgewicht en obesitas (Owen, 2010; Russel et al., 2008; TNO, 2010).

### 4.1.2 Praktische aanbeveling

Voor peuters en kleuters **(1-6 jaar)** is de aanbeveling minstens 60 minuten per dag matig actief te bewegen of drie uur per dag (ook licht intensief) te bewegen.

Voor kinderen vanaf 6 jaar en jongeren tot 18 jaar luidt de aanbeveling om minstens 60 minuten per dag actief te bewegen. Voor een goede gezondheid moeten volwassenen minstens 30 minuten per dag lichaamsbeweging nemen. Alleen vormen van lichaamsbeweging aan minstens een matige intensiteit tellen hiervoor mee (HEPA, 2001; Russel et al., 2008; O'Donnovan, 2010; CDC, 2011; CESP, 2011) (zie ook tabel 4.2). De aanbeveling voor beweging mag gespreid worden over de dag, met minimaal 10 minuten bewegen na elkaar. In plaats van één keer per dag een halfuur te fietsen, kan men ook driemaal 10 minuten fietsen.
Sommige volwassenen bewegen regelmatig aan hoge intensiteit door bv. te sporten of te spitten in de tuin. Indien je minstens minstens driemaal per week 20 minuten beweegt aan hoge intensiteit, dan ben je voldoende actief.

Ideaal is lichamelijke activiteit te integreren in het dagelijkse leven (bijvoorbeeld: met de fiets naar school of het werk, te voet boodschappen doen, de trap nemen in plaats van de lift of de roltrap). Vanaf 6 jaar tellen hierbij de lichamelijke activiteiten met minstens een matige intensiteit mee om de aanbeveling te halen.

Tabel 4.2: Voorbeelden van lichaamsbeweging volgens intensiteit (dit zijn gemiddelde waarnemingen bij volwassenen).

| | **Lichaamsbeweging** | | |
|---|---|---|---|
| Intensiteit | Activiteiten met lichte intensiteit<br>MET van 1,6 tot 2,9 | Activiteiten met matige intensiteit<br>MET van 3 tot 6 | Activiteiten met hoge intensiteit<br>MET > 6 |
| Voorbeelden | De meeste huishoudelijke taken: koken, boodschappen doen, afwassen, schoonmaken, tafel dekken, bed opmaken.<br>Licht tuinierwerk<br>Rustig wandelen<br>Muziekinstrument bespelen<br>Bowling, darts, frisbee, golf. | Goed doorstappen of stevig wandelen<br>Fietsen<br>Zwemmen<br>De trap nemen<br>Tuinierwerk met matige tot hoge intensiteit | Stevig doorfietsen<br>Lopen<br>Sporten<br>Goed doorzwemmen/ baantjes zwemmen<br>Tuinieren (bv. spitten) |

Bron: Compendium of Physical Activities (2007); Owen (2010).

Om voor volwassenen aan te geven vanaf wanneer het gezondheidsbevorderend effect van lichaamsbeweging optreedt, zijn er drie beweegnormen:

- *De beweegnorm*: dertig minuten lichaamsbeweging met minstens een matige intensiteit, liefst alle dagen van de week. Activiteiten met een matige intensiteit zijn bijvoorbeeld stevig wandelen, fietsen, de trap nemen, dansen, tuinieren. Deze beweegnorm is gemakkelijk in te passen in het dagelijks leven en bevordert op die manier een meer actieve levensstijl. Voor mensen die niet graag sporten of niet mogen sporten, is deze beweegnorm meestal haalbaar.
- *De stappennorm*: een volwassene moet dagelijks tienduizend stappen zetten voor een gezondheidsbevorderend effect. Een gemiddelde volwassene zet gemiddeld op een dag ongeveer zesduizend stappen en moet gemiddeld vierduizend extra stappen zetten om de norm te halen. Vierduizend stappen komt ongeveer overeen met 30 minuten bewegen met een matige intensiteit. Tien minuten fietsen (een activiteit die niet geregistreerd wordt door een stappenteller) of zwemmen (een activiteit waarbij de stappenteller niet gedragen kan worden) komt ongeveer overeen met 1.500 stappen. Wie dagelijks twintig minuten heen en terug fietst naar het werk (in totaal veertig minuten fietsen per dag), heeft dus voldoende beweging om deze norm te halen. Voor 65-plussers geldt de norm van 8000 stappen per dag.
- *De fitnorm of sportnorm*: een volwassene die minstens drie keer per week gedurende twintig tot dertig minuten ononderbroken beweegt met een hoge intensiteit, voldoet aan de beweegnorm. Wie liever drie keer per week intensief sport, werkt bijkomend gezondheidsbevorderend omdat de sportnorm extra effect heeft op de cardiovasculaire fitheid.

Het begrip *MET (metabolisch equivalent)* drukt uit in welke mate het energieverbruik is toegenomen tijdens het uitvoeren van een fysieke activiteit in vergelijking met het energieverbruik in rust. Activiteiten met een matige intensiteit hebben een MET-waarde van 3 tot 6. Dat komt overeen met een energieverbruik van 4 tot 7 kcal/min. Nagenoeg alle sport- en fitnessactiviteiten scoren minstens 3 MET. Activiteiten met een hoge intensiteit hebben een MET van meer dan 6. Een overzicht van activiteiten met hun MET-waarde bij volwassenen is te raadplegen op http://prevention.sph.sc.edu/tools/compendium.htm. Een overzicht van activiteiten met hun MET-waarde bij kinderen en jongeren (6-18 jaar) is te raadplegen op http://www.biomedcentral.com/content/supplementary/1479-5868-5-45-S1.pdf.

### WEETJE

**Naast MET wordt ook vaak PAL gebruikt. PAL staat voor physical activity level. De PAL geeft op individueel niveau de mate van fysieke activiteit weer. Personen die voldoende actief zijn om gezondheidswinst te boeken, hebben een PAL hoger dan 1,75. Personen die sedentair zijn, hebben een PAL van 1,50 of minder.**
**Bedienden, administratief en leidinggevend personeel die niet extra aan lichaamsbeweging doen, hebben een lichte activiteitsgraad met een PAL van ongeveer 1,55. Personen met een middelmatige activiteitsgraad zijn verkopers en onderhoudspersoneel, met een PAL van ongeveer 1,64 (vrouwen) en 1,78 (mannen). Personen met een zware activiteitsgraad hebben een PAL van 1,82 (vrouwen) tot 2,10 (mannen). Personen die een PAL behalen van 1,80 of meer, hebben minder kans op overgewicht (HGR, 2009).**

### 4.1.3 Veelgestelde vragen

☐ *Moeten we sporten om een gezondheidsbevorderend effect te verkrijgen?*

Bij het promoten van lichaamsbeweging wordt vaak eerst gedacht aan het belang van sporten of intensieve fysieke activiteit. De oorsprong hiervan is te vinden in het verleden: tot het midden van de jaren 1990 werd de norm voor fysieke activiteit bepaald op basis van de minimumnorm voor cardiovasculaire fitheid. Minstens drie keer per week twintig tot dertig minuten trainen met een hoge intensiteit was dus de boodschap. Het laatste decennium is men echter anders gaan denken over het belang van lichaamsbeweging en wordt er onderscheid gemaakt tussen (cardiovasculaire) fitheid en gezondheid in het algemeen. Bij de actieve voedingsdriehoek gebruiken we de term 'lichaamsbeweging'. Dat is een meer omvattende term die zowel kan gaan over zeer laagdrempelige activiteiten als over sportactiviteiten. Wetenschappelijk onderzoek wees uit dat dagelijks de beweegnorm van minimaal 30 minuten bewegen met een matige intensiteit gezondheidsvoordelen oplevert. De sportnorm van minstens drie keer per week 20 tot 30 minuten intensief sporten is vanuit gezondheidsperspectief niet strikt noodzakelijk.

In bijlage 2 wordt een overzicht gegeven van vormen van lichaamsbeweging met het energieverbruik per uur.

☐ *Wat is de beste maat om lichaamsbeweging in de praktijk te kwantificeren?*

Om bewegen kwantitatief uit te drukken werden vroeger twee maten gebruikt: MET (metabolisch equivalent) en PAL (physical activity level). Als maat is het echter voldoende om 'het aantal minuten per dag dat men minstens fysiek actief is met een matige intensiteit' te gebruiken om lichaamsbeweging te kwantificeren. Bij het promoten of aanmoedigen van mensen om fysiek actiever te worden is het meestal niet nodig om hun energieverbruik te berekenen of te vermelden. Het volstaat om te vermelden hoeveel activiteit (uitgedrukt in minuten) gewenst is en dat deze activiteiten minstens matig intensief moeten zijn.

☐ *Kan iemand met een sedentair gedrag toch aan de aanbeveling voor lichaamsbeweging voldoen?*

Onder sedentair gedrag (zie restgroep) wordt gedrag verstaan met een erg laag energieverbruik, zoals zittende beeldschermactiviteiten (televisie kijken, dvd kijken, computeren, ...), passief transport (zie definitie bij de restgroep). Te veel zittende activiteiten hebben een negatieve invloed op de gezondheid, ook voor wie daarnaast toch de beweegnorm haalt. Sedentair gedrag en de beweegnorm zijn twee aparte gedragingen die apart bekeken moeten worden.

☐ *Is sedentair gedrag gelijk aan lichte vormen van lichaamsbeweging?*

De MET is een handig hulpmiddel om de mate van lichaamsbeweging te kwantificeren. Bij sedentair gedrag is het energieverbruik erg laag en rond het rustmetabolisme. Dat komt overeen met een MET-waarde tussen 1 en 1,5. Activiteiten met een lichte intensiteit (traag wandelen, zitten én schrijven,

afwassen, koken, ...) hebben een MET-waarde van 1,6 tot 2,9. Lichte activiteiten plaatsen we in de groep lichaamsbeweging, terwijl beeldschermkijken en zittende activiteiten in de restgroep worden geplaatst. Sedentair gedrag is dus niet gelijk aan lichte fysieke activiteiten (Owen, 2010; Russel et al. (ASCM), 2008).

☐ *Wat als iemand al een lange tijd inactief was en nu weer aan lichaamsbeweging wil doen?*

Wie beslist om dagelijks meer lichaamsbeweging te nemen, ouder is dan 35 jaar en sinds lange tijd inactief is of gezondheidsproblemen heeft, raadpleegt het best eerst de huisarts.

☐ *Welke concrete beweegtips kan ik geven?*

*Tien beweegtips* (Jobfit, 2011, TNO):

1. Gebruik de trap in plaats van de lift.
2. Laat de auto staan voor korte afstanden, ga te voet, neem de fiets of het openbaar vervoer. Neem de bus een halte verder. Zo bouw je extra wandelafstand in.
3. Gebruik gedurende een periode een stappenteller om te registreren hoeveel stappen je per dag zet.
4. Vraag een vriend of collega om mee te gaan en samen te bewegen. Kies iets wat je graag doet.
5. Beperk lange periodes van zitten zoals lang televisie kijken.
6. Maak een wandeling tijdens de lunchpauze.
7. Zet bewegen in je agenda, bijvoorbeeld op een vaste avond in de week, en zoek iemand met wie je samen kunt bewegen.
8. Kies voor activiteiten die passen in je dagelijkse bezigheden. Bijvoorbeeld: speel actieve spelletjes met je kinderen, neem vaker de fiets voor verplaatsingen dan de auto.
9. Ga eens wat nieuws uitproberen. Volg een initiatieles om na te gaan of het je bevalt.
10. Denk: ik kan het!

*Geen tijd? Splits de beweegtijd op!* Omdat mensen bij de term 'bewegen' vaak enkel denken aan sporten, is het belangrijk om duidelijk te maken dat het hier gaat over laagdrempelige activiteiten die gemakkelijk in het dagelijkse leven in te passen zijn. Het is perfect mogelijk om de aanbevolen dertig minuten te spreiden over de dag en bijvoorbeeld 's ochtends tien minuten naar het station te wandelen en 's avonds tien minuten terug. Dan resten er nog tien minuten om op een andere manier actief in te vullen.

*Een zittend beroep?* Las regelmatig een bewegingstussendoortje in.

*Bespaar tijd.* Over een afstand tot vijf kilometer in de stad is een fietser dertig procent sneller dan een auto. Actieve verplaatsingen in het kader van woon-werkverkeer of korte dienstverplaatsingen zijn tijdbesparend én ideaal om de beweegnorm te halen.

*Voor wie lange tijd inactief was en personen met een verhoogd risico op hart- en vaatziekten:* bouw in overleg met de arts langzaam de frequentie, duur en intensiteit van de bewegingsactiviteiten op. Start met 10 minuten rustig wandelen en werk toe naar 30 minuten goed doorstappen. Bepaal het doel en wijzig de doelstelling naargelang de opbouw. Vind een collega, familielid of vriend die samen met je aan lichaamsbeweging wil doen.

*Voor personen met overgewicht:* beperk sedentair gedrag, behaal minimaal de aanbeveling voor lichaamsbeweging en verhoog dit bij voorkeur naar bijvoorbeeld 60 tot 80 minuten per dag (Kafatos, 2001). Dagelijks een halfuur bewegen komt per dag overeen met een verbruik van 150 kcal, per week ongeveer met 1050 kcal.

### PRAKTISCH

Een wekelijks extra energieverbruik van 952 kcal/week (= 4 MJ = 4000 kJ) of 190 kcal/dag is aanbevolen om cardiovasculair risico en mortaliteit te verminderen. Dat kan bereikt worden door bijvoorbeeld 5 keer per week tweemaal per dag 1,9 km te wandelen in 22 minuten of 5 dagen per week tweemaal per dag 11 minuten te fietsen aan een matig tempo van 16 km/uur (Garrard, 2009).
Wie dit gedurende het hele jaar volhoudt en verder niets aan zijn voeding verandert, kan zo ongeveer 7 kg aan gewicht verliezen.

## 4.2 WATER

### 4.2.1 Omschrijving

Water of vocht is een onmisbaar deel van ons lichaam. Bijgevolg is water een essentieel bestanddeel in een evenwichtige voeding.
De groep water staat voor de leverancier van vocht zonder de aanbreng van energie en met een laag natriumgehalte. De groep omvat energiearme dranken. Sinds 2011 is ook het criterium natrium mee bepalend voor de producten in de watergroep.

Vocht wordt grotendeels uit drank gehaald. Dranken die tot de watergroep behoren, zijn water, koffie, thee en lightfrisdranken die maximaal 5 kcal per 100 ml bevatten.

Er zijn ook dranken opgenomen in andere groepen van de actieve voedingsdriehoek. In de groepen groenten (groentesoep, groentesap), fruit (fruitsap), melkproducten en calciumverrijkte sojaproducten en de restgroep (bouillon, frisdranken, alcoholische dranken, energiedranken, sportdranken, ...). Omdat bijvoorbeeld melk niet alleen vocht aanbrengt maar ook bijdraagt tot de aanbreng van andere voedingsstoffen, behoort die tot de groep van de melkproducten en calciumverrijkte sojaproducten. Hetzelfde geldt voor dranken in andere voedingsgroepen. Het vochtgehalte van deze dranken wordt meegeteld in de totale vochtaanbreng (van 2,5 liter) maar niet in de behoefte van de watergroep (1,5 liter). Omdat alcoholische dranken dehydraterend werken, wordt het gehalte aan vocht niet meegeteld in de totale aanbreng van vocht.

### 4.2.2 Praktische aanbeveling

De totale vochtbehoefte per dag ligt voor volwassenen op minimaal 2,5 liter. Tabel 4.3 geeft een overzicht van enerzijds de totale behoefte aan vocht en anderzijds de aanbevolen hoeveelheid drank uit de watergroep per leeftijdsgroep en per dag.

*De aanbeveling is om uit de groep water dagelijks in totaal 1,5 liter te drinken waarvan minstens 1 liter water. Als je het vocht dat in vaste voedingsmiddelen (groenten, fruit, melkproducten, ...) zit, bij die 1,5 liter drinken toevoegt, wordt aan de behoefte van 2,5 liter per dag voldaan.*

Bij warm weer verliest men meer vocht door te zweten. Dat is ook het geval bij mensen die sporten of zware lichamelijke arbeid verrichten. Hun wordt aanbevolen om meer te drinken, bij voorkeur water. Bij de aanbeveling voor drinken moet steeds rekening gehouden worden met de gezondheidstoestand.

Tabel 4.3: Aanbevelingen per leeftijdsgroep voor de totale vochtbehoefte en de groep water.

| Leeftijd | Aanbeveling totaal vocht: in ml/kg/dag (HGR, 2009) | Gemiddelde aanbeveling totaal vocht voor jongens en mannen (ml/dag) (HGR, 2009) | Gemiddelde aanbeveling totaal vocht voor meisjes en vrouwen (ml/dag) (HGR, 2009) | Gemiddelde aanbeveling per dag drinken uit de watergroep |
|---|---|---|---|---|
| 1-6 jaar | 100-75 | 721-1970 ml | 721-1860 ml | 1-3 jaar: 500 ml<br>3-6 jaar:<br>500 ml-1 liter |
| 6-11 jaar | 80-65 | 1280-2164 ml | 1209-2255 ml | Minstens1,5 liter |
| 11-14 jaar | 70-65 | 2164-3346 ml | 2255-3381 ml | Minstens1,5 liter |
| 15-18 jaar | 60-45 | 2151-3051 ml | 2173-3402 ml | Minstens1,5 liter |
| volwassen | | 2,5 liter | 2,5 liter | Minstens1,5 liter |
| ouderen | | 2,5 liter | 2,5 liter | Minstens1,5 liter |

## PRAKTISCH

De aanbeveling is om dagelijks 2,5 liter vocht in te nemen, via:

- 1,5 liter drinken uit de watergroep waarvan minstens 1 liter water en ter variatie maximaal 0,5 liter van producten uit de categorie 'kies als middenweg' van de groep water.
- de vaste voeding, inclusief dranken die thuishoren in andere voedingsgroepen zoals melk, groentesap, groentesoep, fruitsap (in totaal ongeveer 1 liter vocht).

### 4.2.3 Indelingscriteria van de producten uit de groep water

De indelingscriteria voor de groep water zijn gebaseerd op de hoeveelheid energie en natrium per 100 ml. Dranken uit de watergroep zijn energiearm en hebben een laag natriumgehalte.

In tabel 5.10 (pagina 96) (dranken en tussendoortjes; maaltijden) wordt een overzicht gegeven van dranken en hun energiegehalte.

Tabel 4.4: Indelingscriteria in de categorieën 'kies bij voorkeur', 'kies als middenweg' en 'behoort tot de restgroep' voor de groep water.

| Groep water | Kies bij voorkeur | Kies als middenweg | Behoort tot de restgroep |
|---|---|---|---|
| Criteria | Water zonder toevoegingen<br>Maximaal<br>20 mg Na/100 ml | Maximaal 5 kcal/100 ml<br>Maximaal<br>100 mg Na/100 ml | Meer dan 5 kcal/100 ml<br>Meer dan<br>100 mg Na/100 ml<br>energiedranken<br>(ook light) |
| Producten | Water (plat en bruisend) | Koffie zonder toevoegingen<br>Thee zonder toevoegingen<br>Lightfrisdranken met maximaal 5 kcal/100ml | Koffie waaraan suiker is toegevoegd, bv. cappuccino<br>Frisdranken<br>(Light) energiedranken<br>Alcoholische dranken<br>Bouillon met meer dan 100 mg Na/100 ml |
| Aanbeveling per dag | Minstens1 liter | Maximaal 0,5 liter per dag (volwassenen) | Niet nodig. Bij gebruik valt het binnen de totale aanbeveling van de restgroep. |
| Opmerkingen | | Toevoegingen zoals melk en suiker of room worden gerekend tot de groep melkproducten en calciumverrijkte sojaproducten en de restgroep. | |

### 4.2.4 Veelgestelde vragen

☐ *Waarom horen melk, calciumverrijkte sojadranken, fruitsap, groentesap en soep niet thuis in de watergroep? Zij brengen toch ook vocht en bepaalde voedingsstoffen aan?*

Deze dranken leveren inderdaad vocht, maar daarnaast ook specifieke voedingsstoffen zoals calcium, vitamine C of voedingsvezels en horen dus thuis in respectievelijk de groepen melk, fruit en groenten.

☐ *Waarom horen frisdranken en alcoholische dranken niet thuis in de watergroep? Zij brengen toch ook vocht aan?*

Frisdranken en alcoholische dranken horen thuis in de restgroep omdat zij veel energie (> 5 kcal/100 ml) leveren via suiker of alcohol en daarnaast weinig of geen vitaminen, mineralen of vezels.

☐ *Mag ik van koffie, thee en lightfrisdranken ook 1,5 liter drinken?*

De aanbeveling voor de groep water geldt in de eerste plaats voor water. Lightfrisdranken, koffie en thee kunnen ter afwisseling genuttigd worden. Maar het is aan te bevelen om er per dag maximaal 0,5 liter van te drinken.

Lightfrisdranken bevatten zoetstoffen waarvan de toegestane dagelijkse inname afhankelijk is van de leeftijd en het lichaamsgewicht. Hiernaast bevatten lightfrisdranken net als frisdranken zuren die een negatieve invloed (erosie) kunnen hebben op de tanden. Na het drinken van (light) frisdranken wordt vanuit tandhygiëne aangeraden om minstens een halfuur te wachten voor de tanden te poetsen. Zo niet kan het poetsen de mate van erosie versterken. Het is aanbevolen aan volwassenen om niet meer dan 0,5 liter lightfrisdrank per dag te drinken, voor jongeren maximaal 33 cl (of één blikje), voor kinderen maximaal één glas van 150 ml. Vanwege de aanwezigheid van zoetmiddelen wordt het gebruik van lightfrisdranken bij kinderen afgeraden.

Het gebruik van meer dan vier kopjes koffie per dag is af te raden omdat het onder meer de opname van bepaalde voedingsstoffen zoals ijzer en calcium kan belemmeren of de uitscheiding ervan kan bevorderen. Ook voor zwangere vrouwen en vrouwen die borstvoeding geven wordt aangeraden niet meer dan vier kopjes koffie per dag te drinken (Voedingscentrum, Kind & Gezin). Een hoge dosis cafeïne tijdens de zwangerschap kan leiden tot vroeggeboorte, laag geboortegewicht, ... (Kind & Gezin). Deze aanbeveling past binnen het advies om niet meer dan 300 mg cafeïne per dag in te nemen. Eén gemiddeld kopje koffie bevat ongeveer 75 mg cafeïne. Een kopje groene of zwarte thee bevat ongeveer 30 mg cafeïne, een glas cola bevat ongeveer 35 mg cafeïne (Voedingscentrum).

## PRAKTISCH

Kinderen < 6 jaar: geen lightfrisdranken gebruiken
Kinderen 6-12 jaar: gebruik maximaal één glas of 150 ml lightfrisdrank per dag
Jongeren: gebruik maximaal één blikje of 330 ml lightfrisdrank per dag
Volwassenen: gebruik maximaal 0,5 liter lightfrisdrank per dag
Zwangeren: gebruik het best geen lightfrisdranken of andere producten waaraan zoetmiddelen werden toegevoegd

☐ *Waarom hoort bouillon niet thuis in de watergroep?*

Onder de term 'bouillon' verstaan we een aromatische vloeistof waarin ingrediënten zoals vlees, vis, groenten en kruiden worden getrokken. Een bouillon levert vocht, gemiddeld 355 mg Na/100 ml en gemiddeld 6 kcal/100 ml (Nubel, 2009). Bouillon die meer dan 5 kcal en of meer dan 100 mg Na per 100 ml bevat, wordt in de restgroep geplaatst. Alle soorten soepen die minstens 20 g groenten per 100 ml bevatten, worden in de groentegroep geplaatst. Om bij het maken van soep of bouillon de hoeveelheid zout te matigen wordt aangeraden om maximaal één bouillonblokje toe te voegen aan 1 liter water.

☐ *Vanaf wanneer krijgen we dorst?*

Ons lichaam bestaat voor ongeveer 65% uit water, afhankelijk van de leeftijd en het geslacht. Als we 2% vocht hebben verloren, krijgen we dorst. Dat heeft onmiddellijk gevolgen voor de lichamelijke en mentale prestaties. Water drinken doen we het best voor we dorst hebben, door regelmatig te drinken en de inname te spreiden over de dag. Bij kinderen moeten volwassenen erop toezien dat ze voldoende drinken. Naarmate men ouder wordt, vermindert het dorstgevoel. Voldoende drinken is daarom, rekening houdend met de gezondheidstoestand, een belangrijk aandachtspunt bij ouderen.

☐ *Waar horen sportdranken thuis in de actieve voedingsdriehoek?*

Alle sportdranken zijn opgenomen in de restgroep. Er zijn twee soorten sportdranken: dorstlessers of rehydraterende dranken (isotone dranken) en energiedranken (hypertone dranken). Dorstlessers hebben als doel de vochtbalans op peil te houden door vocht te combineren met een optimale aanvoer van suikers en natrium. Energiedranken zijn voornamelijk bedoeld om de energievoorraden weer aan te vullen. Isotone en hypertone sportdranken zijn enkel te verantwoorden bij zware en langdurige inspanningen. Een sportdrank is zeker niet nodig bij lichte tot matige inspanningen van minder dan 1,5 uur. Water drinken is en blijft doorgaans nog de beste manier om de dorst te lessen.

**WEETJE**

**Dranken kun je ook indelen op basis van hun concentratie aan opgeloste stoffen (osmolaliteit). De verhouding van de osmolaliteit van de drank en die van ons bloed bepaalt hoe goed en hoe snel we de voedingsstoffen uit de drank kunnen opnemen.**
**De osmolaliteit van *hypotone dranken* is lager dan die van ons bloed. Daardoor kan ons lichaam uit hypotone dranken snel water opnemen. Bijvoorbeeld: water.**
***Isotone dranken* hebben een osmolaliteit die overeenkomt met die van ons bloed, waardoor ze ideaal zijn om zowel vocht als opgeloste stoffen (bijvoorbeeld: suikers, natrium) weer aan te vullen. Ze leveren ongeveer 30 kcal/100 ml. Bijvoorbeeld: isotone sportdranken.**
***Hypertone dranken* hebben een osmolaliteit die hoger is dan die van ons bloed. Daardoor kunnen ze juist water onttrekken aan ons lichaam (vooral bij warm weer). Ze leveren zo'n 65 kcal per 100 ml. Een flesje van 330 ml bevat algauw evenveel suiker als negen suikerklontjes. Bijvoorbeeld: hypertone sportdranken, frisdranken.**

## 4.3 GRAANPRODUCTEN EN AARDAPPELEN

### 4.3.1 Omschrijving

Aardappelen en graanproducten, zoals brood, rijst, deegwaren en ontbijtgranen, leveren meervoudige koolhydraten, voedingsvezels, plantaardige eiwitten, vitaminen en mineralen. Aardappelen bevatten

vooral de mineralen kalium en fosfor, vitamine C en vitamine van het B-complex. Granen bevatten vooral de vitaminen B1, B2 en niacine. De meest voorkomende mineralen in granen zijn ijzer, calcium en fosfor.

Aardappelen en graanproducten vormen onze basisvoeding. Zij zijn een belangrijk onderdeel van elke hoofdmaaltijd. In onze voeding moet 50% van de energie afkomstig zijn van meervoudige koolhydraten. De groep graanproducten en aardappelen is onze voornaamste bron van meervoudige koolhydraten en levert zo een heel groot aandeel van onze dagelijkse energiebehoefte. Ze leveren niet alleen de meeste energie in onze voeding maar ook in volume (gram per dag) is deze groep de grootste van de groepen die vaste voeding leveren.

### 4.3.2 Praktische aanbeveling

Hoeveel graanproducten en aardappelen iemand per dag nodig heeft, hangt af van hoe actief iemand is. Iemand die zware lichamelijke arbeid verricht of sport, verbruikt meer energie dan iemand die een zittend beroep uitoefent en heeft dus ook meer energie, en bijgevolg meer graanproducten en aardappelen nodig. Daarom varieert de aanbeveling van 5 tot 12 sneden brood (van 175 tot 420 gram) en van 3 tot 5 gekookte aardappelen (210 tot 350 gram). De ondergrens van aanbevelingen geldt vooral voor kinderen vanaf 6 jaar. De bovengrens zijn aanbevelingen voor mannen met een PAL van 1,75 (zie tabel 4.5).

Producten arm aan vet en suiker en rijk aan voedingsvezels zoals bruin brood en volkorenproducten krijgen de voorkeur.

Tabel 4.5: Voedingsaanbevelingen per leeftijd voor de groep graanproducten en aardappelen.

| Groep graanproducten en aardappelen | Aardappelen Gemiddelde aanbeveling per dag | Graanproducten Gemiddelde aanbeveling per dag |
|---|---|---|
| Peuter (1,5-3 jaar) | 1-2 stuks (50-100 g) gekookte aardappelen | 1-3 sneden bruin brood (30-105 g) |
| Kleuter (3-6 jaar) | 1-4 stuks (50-200 g) gekookte aardappelen | 3-5 sneden bruin brood (90-175 g) |
| Kinderen (6-11 jaar) | 3-4 stuks (210-280 g) gekookte aardappelen | 5-9 sneden bruin brood (150-315 g) |
| Jongeren (12-18 jaar) | 3,5-5 stuks (240-350 g) gekookte aardappelen | 7-12 sneden bruin brood (210-420 g) |
| Volwassenen (19-59 jaar) | 3,5-5 stuks (240-350 g) gekookte aardappelen | 7-12 sneden bruin brood (210-420 g) |
| Ouderen (60+) | 3-4 stuks (210-280 g) gekookte aardappelen | 5-9 sneden bruin brood (150-315 g) |

Voor variatie: zie overzicht variatiemogelijkheden per aardappel en per snede brood.
Eén aardappel voor de leeftijd van peuter en kleuter = 50 gram, één aardappel vanaf 6 jaar = 70 gram; één snede brood = 30 tot 35 gram.

### 4.3.3 Indelingscriteria van de producten van de groep graanproducten en aardappelen

De indelingscriteria voor de groep graanproducten en aardappelen zijn gebaseerd op de hoeveelheid vet en vezels (zie tabel 4.6). Aan de basis liggen de aanbevelingen van de Hoge Gezondheidsraad voor voedingsvezels (minstens 15 en maximaal 22 g vezels/1000 kcal) en voor vetten 30-35 energie% vet.

Tabel 4.6: Indelingscriteria in de categorieën 'kies bij voorkeur', 'kies als middenweg' en 'behoort tot de restgroep' voor de groep graanproducten en aardappelen.

| | **Kies bij voorkeur** | **Kies als middenweg** | **Behoort tot de restgroep** |
|---|---|---|---|
| Criteria | ≥ 1,5 g vezels/100 kcal en ≤ 30 en% vet | < 1,5 g vezels/100 kcal en ≤ 30 en% vet | > 30 en% vet |
| Aardappelproducten | Aardappelen bereid zonder toevoeging van vetten | Puree | Frieten, kroketten, chips, lightchips |
| Brood | Bruin brood, volkorenbrood, voltarwebrood, roggebrood, meergranenbrood | Wit brood, rozijnenbrood, suikerbrood, piccolo, toast, pistolet, melkbrood, sandwich | Croissant, koffiekoek |
| Beschuit, crackers, toast | Volkorenbeschuit, volkorencrackers | Witte beschuit, crackers | |
| Ontbijtgranen | Ontbijtgranen*, muesli*, havervlokken | Ontbijtgranen, muesli* | Krokante muesli |
| Andere granen | Volkorendeegwaren, bulgur, voorgekookte tarwekorrels | Witte deegwaren, rijst, couscous | |
| Koek en gebak | | | Alle soorten koek en gebak, ook rijstwafel met chocolade |

* Ontbijtgranen en muesli kunnen zowel een voorkeur- als een middenwegproduct zijn. Controleer de criteria voor voedingsvezels en vetten op het etiket van een product.

Producten die een laag vetgehalte hebben of waaraan weinig vetten zijn toegevoegd en die rijk zijn aan voedingsvezels, krijgen de voorkeur. Zij bevatten meestal ook meer vitaminen en mineralen. Daarom verkiezen we gekookte aardappelen en gebruiken we vetrijke aardappelbereidingen die thuishoren in de restgroep het best niet meer dan één keer per week. Voor de graanproducten kiezen we het best voor bruin brood en volkorendeegwaren. Ontbijtgranen eten we in een volkorenvorm en zonder toevoeging van suiker.

### 4.3.4 Veelgestelde vragen

☐ *Hoeveel pasta of rijst mag ik eten in plaats van drie gekookte aardappelen?*

Het koolhydraatruilwaardensysteem (zie tabel 4.7) is een handig systeem om ook in een evenwichtige voeding met producten uit de groep graanproducten en aardappelen te variëren. Geef de voorkeur aan producten uit de categorie 'kies bij voorkeur'.

Tabel 4.7: Koolhydraatruilwaarden (1 koolhydraatruilwaarde = 12,5 g koolhydraten).

***Aardappelen, rijst en deegwaren: 1 Kh-ruilwaarde =***
- 70 gram gekookte aardappelen = 1 aardappel ter grootte van een ei
- 40 gram gekookte deegwaren (= 15 gram ongekookt gewogen)
- 40 gram gekookte rijst (= 15 gram ongekookt gewogen)
- 100 gram aardappelpuree met melk en kruiden
- 35 gram frieten (restgroep)
- 60 gram kroketten (restgroep)

***Brood en vervangers: 1 Kh- ruilwaarde =***
- 30 tot 35 gram of 1 snede bruin brood, roggebrood, volkorenbrood
- 25 gram wit brood, rozijnenbrood, Turks brood, pittabrood
- 20 gram pistolet of stokbrood
- 20 gram beschuit (2 stuks) of toast
- 20 gram (2 stuks) cracottes of crackers
- 20 gram muesli
- 20 gram havermout (= 2 eetlepels)
- 15 gram cornflakes (= 3 eetlepels)
- 2 rijstwafels

***Bindmiddelen: 1 Kh-ruilwaarde =***
- 15 gram tarwebloem, maïzena, boekweit, gort, griesmeel, aardappelzetmeel, puddingpoeder
- 20 gram havermout

☐ *Horen ontbijtkoeken thuis in de groep graanproducten en aardappelen?*

Ontbijtkoeken horen thuis in de restgroep. Alle soorten koeken, ook ontbijtkoeken, worden ongeacht hun samenstelling in de restgroep geplaatst. In de restgroep is op basis van criteria een indeling gemaakt in koeken van 1ste keuze, 2de keuze en 3de keuze.

## 4.4 GROENTEN

### 4.4.1 Omschrijving

Groenten vormen een belangrijk onderdeel van onze dagelijkse voeding. Groenten leveren koolhydraten, voedingsvezels en afhankelijk van de groentesoort mineralen zoals ijzer, kalium, calcium en vitaminen zoals vitamine C, vitamine B1, vitamine B2, foliumzuur, bètacaroteen en vocht. Van nature zijn groenten vetarm en leveren ze bioactieve stoffen waaronder antioxidanten. Omdat niet alle groenten dezelfde soort en hoeveelheid vitaminen en mineralen bevatten, is afwisseling heel belangrijk. Broccoli, bloemkool en paprika zijn bijvoorbeeld rijk aan vitamine C, wortelen zijn eerder rijk aan bètacaroteen. Geef de voorkeur aan seizoengroenten.

### 4.4.2 Praktische aanbevelingen

De aanbeveling voor de groep groenten is 300 gram groenten per dag eten. Tabel 4.8 geeft de voedingsaanbeveling voor de groep groenten weer per leeftijdsgroep. Om dagelijks voldoende groenten te realiseren in de praktijk:

- vul de helft van het bord bij een warme maaltijd met groenten (minstens 200 gram);
- neem groenten bij de broodmaaltijd (50-150 gram);
- groentesoep kan ertoe bijdragen om de dagelijkse aanbevolen hoeveelheid groenten te eten (50-100 gram);
- geef ook tussendoortjes en het ontbijt regelmatig een groentetintje.

Tabel 4.8: Voedingsaanbevelingen per leeftijd voor de groep groenten.

| Leeftijdsgroep | Aanbeveling groenten |
|---|---|
| Peuters (1,5-3 jaar) | 50-100 gram = 1 tot 2 groentelepels |
| Kleuters (3- 6 jaar) | 100-150 gram = 2 tot 3 groentelepels |
| Kinderen (6-11 jaar) | 250-300 gram |
| Jongeren (12-18 jaar) | 300 gram |
| Volwassenen (19-59 jaar) | 300 gram |
| Ouderen (60+) | 300 gram |

### 4.4.3 Indelingscriteria van de producten van de groep groenten

Groenten zijn rijk aan nutriënten. De toevoeging van vetten (room, saus, ...) en zout wordt het best beperkt. De hoeveelheid vetten uitgedrukt in energie% wordt als criterium gebruikt, samen met de toevoeging van zout en het groentegehalte in een product.
Afhankelijk van de bereiding (zowel huishoudelijk als industrieel) leveren groentebereidingen meer of minder vetten en meer of minder zout. Als natriumcriterium voor soep in 'kies bij voorkeur' is gekozen voor maximaal 200 mg Na/100 ml; dat komt overeen met het natriumgehalte van één bouillonblokje per liter water.

Tabel 4.9: Indelingscriteria in de categorieën 'kies bij voorkeur', 'kies als middenweg' en 'behoort tot de restgroep' voor de groentegroep.

| | Kies bij voorkeur | Kies als middenweg | Behoort tot de restgroep |
|---|---|---|---|
| Criteria | ≤ 30 en% vet en zonder toegevoegd zout<br><br>Soep: minimum 40 g groenten per 100 ml en maximaal 200 mg Na/100 ml | > 30 en% vet of ≤ 30 en% met toegevoegd zout<br><br>Soep: 20-39 g groenten per 100 ml | Soep: minder dan 20 g groenten per 100 ml soep en instantsoep. |
| Producten | Alle verse groenten<br>Alle diepvriesgroenten zonder zout en room- of saustoevoegingen | Alle diepvriesgroenten met room of saustoevoegingen<br><br>Producten met toegevoegd zout zoals groentesappen, blikgroenten en groentesoepen met meer dan 200 mg natrium/100 ml | Groenteburgers<br><br>Soep op basis van gelyofiliseerde producten, instantsoep. |

### 4.4.4 Veelgestelde vragen

☐ *Waarom zijn groenten en fruit in twee aparte groepen ondergebracht?*

De groep groenten en fruit zijn twee aparte groepen door de aanwezigheid van verschillende soorten en hoeveelheden voedingsstoffen. Fruit is eerder rijk aan enkelvoudige koolhydraten. Door de variatie van vitaminen, mineralen en andere bioactieve stoffen met onder andere meer antioxidantactiviteit wordt aangeraden om dagelijks zowel groenten als fruit te eten. Bètacaroteen is aanwezig in zowel groenten als fruit (vooral in geel-oranje soorten), lycopeen vooral in tomaten, flavonoïden vooral in pruimen, kersen, appelen en peren.

☐ *Wat is de ideale aanbeveling voor rauwe en gekookte groenten?*

In eerste instantie is het belangrijk om dagelijks voldoende groenten te eten, met name gemiddeld 300 gram. Dat kunnen zowel rauwe als gekookte groenten zijn. Omdat vitaminen zeer gevoelig zijn voor warmte, zitten er in gekookte groenten doorgaans wat minder vitaminen dan in rauwe groenten. Doorgaans gaat bij het koken twintig tot vijftig procent van de hoeveelheid vitaminen verloren (NICE, 2009). Het verlies van vitaminen kan beperkt worden door een goede bewaar- en kooktechniek te gebruiken, zoals groenten stomen of koken in een klein beetje water, en ook door de kooktijd in het oog te houden. Anderzijds moeten bepaalde groenten gekookt worden voor ze eetbaar zijn en komen bepaalde stoffen pas goed vrij als ze gekookt worden. Doordat bij gekookte groenten de celwandstructuur opengebroken is, zijn bepaalde bioactieve stoffen zoals lycopeen (tomaten) en glucosinolaten (kolen) beter beschikbaar voor opname in gekookte groenten (NICE, 2009). Het voordeel van gekookte groenten in vergelijking met rauwkost is dat men er gemakkelijker meer van kan eten.

Om 300 gram per dag in te nemen is het vooral een praktische boodschap om een gedeelte rauw te eten, bijvoorbeeld bij de boterham, en een gedeelte gekookt bij de warme maaltijd of via soep. Dat draagt ook bij tot de variatie.

## PRAKTISCH

300 gram groenten, bijvoorbeeld
= 1 tomaat + 5 eetlepels gekookte wortelen
= 1 stronk rauw witlof + 5 eetlepels gestoomde prei
= 1 klein bordje sla + 5 schijfjes tomaat + 2 eetlepels komkommers + 4 eetlepels gekookte snijbonen
= 1 belegd broodje met sla, schijfjes tomaat en komkommer (ong. 50 g) + 10 eetlepels rodekool bij de warme maaltijd
= 8 kerstomaatjes (100 g) + 4 eetlepels bloemkool en broccoli + kom groentesoep

**Test jezelf:** hoeveel groenten heb je gisteren gegeten? Twee type tests zijn te raadplegen op www.gezondheidstest.be (interactieve test + papieren test, vanaf 8 jaar).

☐ *Waarom horen peulvruchten niet thuis in de groep groenten?*

Gedroogde peulvruchten (witte bonen, rode bonen, bruine bonen, linzen, kikkererwten) behoren niet tot de groep groenten. Peulvruchten bevatten meer eiwitten en worden daarom in de groep vlees, vis, eieren en vervangproducten geplaatst. Omdat peulvruchten een onvoldoende hoeveelheid van het essentiële aminozuur methionine bevatten, moeten ze als vleesvervanger gecombineerd worden met granen, zaden of een ei. Peulvruchten gecombineerd met granen, of met zaden én granen, met melk, of met een ei kunnen immers vlees volwaardig vervangen.

☐ *Waarom hoort een groenteburger niet thuis in de groentegroep?*

Voorgebakken of gepaneerde groenteburgers kunnen geen groenten of vlees vervangen. Ze brengen vaak ook veel vet en zout aan. Groenteburgers horen dus niet thuis in de groentegroep of in de groep vlees, vis, eieren en vervangproducten. Het zijn samengestelde producten, afhankelijk van de samenstelling moeten de ingrediënten verdeeld worden over verschillende groepen of wordt de groenteburger in de restgroep geplaatst.

☐ *Waarom groentesappen, groentesoepen en blikgroenten als middenweg kiezen?*

Deze producten kiezen we als middenweg vanwege het hogere zoutgehalte. Bij groentesoepen zijn de voedingswaarde en de aanbreng van groenten of zout afhankelijk van de bereiding. Of groentesoepen een plaats krijgen als voorkeur of bij de middenweg, is afhankelijk van het gehalte aan natrium en de hoeveelheid groenten in de soep. Dranken zoals groentesappen bevatten uiteraard vocht, maar kunnen geen groenten vervangen op het vlak van het gehalte aan voedingsvezels, koolhydraten, vitaminen en mineralen.

☐ *Seizoengroenten?*

Geef de voorkeur aan seizoengroenten. Seizoengroenten zijn meestal ook budgetvriendelijker.

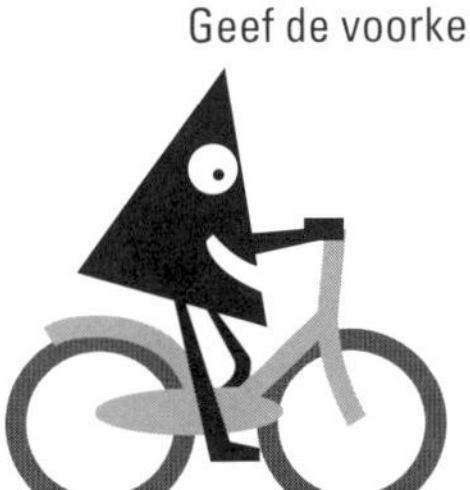

Typische *wintergroenten* zijn: boerenkool, knolselder, pastinaak, pompoen, rammenas, rode biet, rodekool, savooikool, schorseneer, spruit, veldsla, witlof en witte kool.
Typische *zomer- en herfstgroenten* zijn: asperges, aubergines, broccoli, Chinese kool, courgette, doperwt, komkommer, koolrabi, mais, paprika, radijs, sla, snijbiet, snijboon, tomaat, tuinboon, tuinkers en venkel.
Groenten zoals bloemkool, champignons, groene selder, postelein, prei, raap, sla, sojascheuten, spinazie, tomaten en uien kunnen bijna het hele jaar door vers aangekocht worden.

☐ *Waarom moet ik variëren met kleur?*

De ene groentesoort bevat meer of minder mineralen en vitaminen dan de andere. Om menu's op te stellen is de kleur van de groenten niet alleen belangrijk om een mooi kleurrijk bord te krijgen, maar ook om er zeker van te zijn dat een variatie van vitaminen en mineralen wordt ingenomen.
Donkergroene groenten zijn meestal rijker aan nutriënten dan lichtgroene of witte soorten groenten. Bepaalde bioactieve stoffen zoals flavonoïden en carotenoïden zijn verantwoordelijk voor de kleur in groenten (Van Mol, 2004). Oranje-gele groenten zoals gele en rode paprika en wortelen zijn rijk aan bètacaroteen. Lycopeen (rood) komt voor in tomaten en tomatenproducten. Luteïne en zeaxanthine komt voor in donkergroene bladgroenten en broccoli (Van Mol, 2004).

☐ *Wat met nitraat?*

De hoeveelheid nitraat in groenten is afhankelijk van de soort groenten. Sommige groenten zoals spinazie en andijvie bevatten veel nitraten. Groenten die bij een lagere lichtintensiteit worden geteeld in de winter of in een kas, bevatten meer nitraat. Omdat er in de winter minder licht is, bevatten wintergroenten meer nitraat dan zomergroenten.

*Nitraatarme groenten* zijn: aardpeer, asperges, bloemkool, broccoli, champignons, courgette, doperwten, knolselderie, pastinaak, peultjes, pompoen, sperziebonen, tomaat, tuinbonen, witlof en wortelen.

*Nitraatrijke groenten* zijn: andijvie, bleekselderie, Chinese kool, ijsbergsla, koolrabi, paksoi, postelein, raapstelen, rode bieten, sla, spinazie, spitskool, veldsla en venkel.

Nitraat staat bij groenten in de aandacht omdat dit bij de bereiding omgezet kan worden tot nitriet. De omzetting van nitraat tot nitriet in levensmiddelen is een langzaam proces. Dit proces wordt versneld door levensmiddelen te verwarmen. De bacteriën die nitraten omzetten in nitriet, gedijen het best in een lauwwarme omgeving, maar boven een bepaalde temperatuur gaan de bacteriën dood en stopt de omzetting. De omzetting naar nitriet kan voorkomen worden door de groenten bij een lage temperatuur te bewaren en zo snel mogelijk te verwerken. Verder daalt de nitraatconcentratie bij kropsla en spinazie tot 30% door de groente te wassen en bij sla door de hoofdnerven te verwijderen. De combinatie van spinazie met vis zou geen nadelige gezondheidseffecten hebben (Food Info, Kind & Gezin).

☐ *Eetbaar gedeelte en slinkfactor?*

De dagelijkse aanbeveling van groenten is 300 gram. Bij het schoonmaken en bereiden van groenten zullen de meeste soorten groenten minder wegen dan na aankoop van de groenten. Het eetbare gedeelte van groenten is het gedeelte van de groenten dat uiteindelijk geconsumeerd wordt, met andere woorden: het bruto- (niet-schoongemaakte) product zonder de afval. In tabel 4.10 wordt het eetbare gedeelte van enkele soorten groenten weergegeven (HGR, 2005).

Tabel 4.10: Groenten en het eetbare gedeelte uitgedrukt in procent.

| Rauwe groenten | Gewicht | Eetbaar gedeelte |
|---|---|---|
| tomaat | 150 gram | 95% |
| komkommer | 40 gram | 94% |
| wortel, witlof | 100 gram | 85% |

Bron: HGR (2005). *Maten en gewichten. Handleiding voor gestandaardiseerde kwantificering van voedingsmiddelen in België.* VIGeZ, www.gezondheidstest.be: groentetest.

De slinkfactor geeft aan hoeveel er van groenten overblijft als deze gaar zijn. Zo kan de slinkfactor voor groenten oplopen tot 40%. Tabel 4.11 geeft hiervan enkele voorbeelden.

Tabel 4.11: Groenten en hun slinkfactor.

| Gekookte groenten | Gewicht | Slinkfactor |
|---|---|---|
| Eetlepel gekookte wortelen, knolselder, courgette, bloemkool of broccoli | 30 gram | Bloemkool, broccoli: 6%<br>Wortel: 10%<br>Courgette: 12% |
| Eetlepel gekookte witte kool, rodekool, savooikool, doperwten of prinsessenbonen | 25 gram | Witte kool, rodekool: 7%<br>Doperwten: 8%<br>Prinsessenboon: 12%<br>Savooikool: 20% |
| Eetlepel bereid witlof, spruiten, snijbonen, prei of spinazie | 40 gram | Prei: 19%<br>Witlof: 20%<br>Spinazie: 40% |

Bron: HGR (2005). *Maten en gewichten. Handleiding voor gestandaardiseerde kwantificering van voedingsmiddelen in België.* VIGeZ, www.gezondheidstest.be: groentetest.

## 4.5 FRUIT

### 4.5.1 Omschrijving

Fruit levert net zoals groenten koolhydraten, vitaminen, mineralen, voedingsvezels, vocht en antioxidanten. Daar waar groenten een meerderheid meervoudige koolhydraten bevatten, bevat fruit eerder enkelvoudige koolhydraten. Fruit is rijk aan kalium, vitamine C, bètacaroteen en vitamine B6. Groenten en fruit onderscheiden zich verder door de aanwezigheid van verschillende soorten en hoeveelheden voedingsstoffen. Daarom moeten we dagelijks zowel groenten als fruit eten.

### 4.5.2 Praktische aanbeveling

De dagelijkse aanbeveling is 250 tot 375 gram fruit. In de praktijk komt dat ongeveer overeen met twee tot drie stukken fruit. Per stuk fruit wordt ongeveer 125 gram gerekend. In tabel 4.12 wordt de aanbeveling voor fruit per leeftijdsgroep weergegeven. Fruit kan als tussendoortje, als broodbeleg en als dessert gegeten worden. Gebruik liever vers fruit dan blikfruit of gedroogd fruit.

Tabel 4.12: Voedingsaanbeveling volgens leeftijd voor de groep fruit.

| Leeftijd | Aanbeveling voor de groep fruit |
|---|---|
| Peuter (1,5-3 jaar) | 1 stuk fruit (100 gram) |
| Kleuter (3-6 jaar) | 1 tot 2 stukken fruit (100-200 gram) |
| Kinderen (6-11 jaar) | 2 stukken fruit (250 gram) |
| Jongeren (12-18 jaar) | 3 stukken fruit (375 gram) |
| Volwassenen (19-59 jaar) | 2 stukken fruit (250 gram) |
| Ouderen (60+) | 2 tot 3 stukken fruit (250-375 gram) |

### 4.5.3 Indelingscriteria van de producten van de groep fruit

De basis voor de indelingscriteria van fruit is de toenmalige aanbeveling over voedingsvezels van de Hoge Gezondheidsraad (Voedingsaanbevelingen voor België, 1996) van minstens 15 g voedingsvezels per 1000 kcal. Verder wordt rekening gehouden met de toevoeging van suiker aan fruitproducten, wat de energiewaarde verhoogt. Bewerkte fruitproducten kunnen ook minder vezels, vitaminen en mineralen bevatten. Tabel 4.13 geeft de indelingscriteria weer voor de groep fruit met de indeling van producten in de categorieën 'kies bij voorkeur', 'kies als middenweg' en 'behoort tot de restgroep'.

Tabel 4.13: Indelingscriteria in de categorieën 'kies bij voorkeur', 'kies als middenweg' en 'behoort tot de restgroep' voor de groep fruit.

| | Kies bij voorkeur | Kies als middenweg | Behoort tot de restgroep |
|---|---|---|---|
| Criteria | ≥ 1,5 g vezels/100 kcal zonder toegevoegde suiker<br><br>Uitzondering: gedroogd fruit behoort tot de middenweg | < 1,5 g vezels/100 kcal met toegevoegde suiker | |
| Producten | Alle vers fruit<br>Diepvriesfruit zonder toegevoegde suiker | Blikfruit (op siroop, op eigen sap)<br>Vruchtenmoes<br>Vruchtensap/fruitsap en smoothie<br>Gedroogd fruit | Confituur<br>Confituur met verlaagd suikergehalte<br>Vruchtenstroop |

### 4.5.3 Veelgestelde vragen

☐ *Kan fruit groenten vervangen?*

Fruit kan niet systematisch groenten vervangen vanwege de verschillende soorten vitaminen en mineralen die fruit en groenten aanbrengen. Wanneer bij de warme maaltijd bijvoorbeeld appelmoes wordt gegeten, moet er nog een portie groenten gegeten worden bij een andere maaltijd.

☐ *Op welke wijze kan fruit gegeten worden?*

Fruit kan bij elke maaltijd. Fruit is een zeer goed broodbeleg. Voor wie graag zoet eet op het brood, is vers fruit zoals schijfjes banaan, aardbeien in het seizoen, perzik, kiwi of nectarine aan te raden. Het is lekker als tussendoortje of als dessert, het is ideaal als aanvulling bij een kom ontbijtgranen.

☐ *Waarom hoort zoet broodbeleg zoals confituur niet in de fruitgroep?*

Zoet broodbeleg op basis van fruit, zoals confituur en stroop, worden in de restgroep geplaatst. Deze producten zijn gemaakt op basis van fruit maar kunnen fruit niet vervangen wat het gehalte aan voedingsvezels, vitaminen en mineralen betreft. Bovendien zijn ze vaak rijk aan suiker.

☐ *Waarom behoren noten niet tot de fruitgroep?*

Noten worden in vele landen tot de groep 'fruit' gerekend, maar niet in de actieve voedingsdriehoek. Noten bevatten relatief veel eiwitten (8-21 g eiwit/100 g) en zijn energierijk door het hoge vetgehalte (33-76 g vet/100g). Door hun aanbreng van eiwitten en ijzer kunnen noten in combinatie met andere vervangproducten zoals peulvruchten, melk en ei volwaardig vlees vervangen. Noten en zaden worden dan ook in de groep vlees, vis, eieren en vervangproducten geplaatst.

☐ *Stukken, porties, hoe rekenen?*

Als *standaardportie* voor fruit wordt 125 gram vers fruit gerekend. Bepaalde soorten fruit bevatten meer of minder vocht en zijn al of niet energierijker dan een gemiddelde appel of peer. In tabel 4.14 is het gemiddelde gewicht weergegeven van verschillende soorten fruit. De fruittest op www.gezondheidstest.be zorgt voor een onlineberekening.

☐ *Kan gedroogd fruit vers fruit vervangen?*

Gedroogd fruit bevat meer dan 1,5 g vezels/100 kcal en is ook erg energierijk doordat het water aan het fruit onttrokken is. Dagelijks maximaal een handvol gedroogd fruit per dag (25 g) is voldoende. Voor wie er een dag op uittrekt, te voet of met de fiets, is een handvol gedroogd fruit vaak een goed tussendoortje.

Tabel 4.14: Gewicht van stukken fruit per verstrekkingseenheid.

| Gewicht fruit per verstrekkingseenheid | Fruitsoorten |
|---|---|
| 4 gram | olijf |
| 30 gram | een eetlepel fruitmoes, bijvoorbeeld appelmoes |
| 30 gram | een eetlepel van andere soorten vers fruit |
| 40 gram | een schijf fruit in blik of in glas (ananas, peer, ...) |
| 50 gram | een verse abrikoos of een verse vijg<br>een handvol kersen of krieken |
| 60 gram | mandarijntje, verse pruim |
| 75 gram | kiwi |
| 90 gram | nectarine |
| 100 gram<br>*(een trosje rode bessen weegt ongeveer 10 gram, een handvol bessen ongeveer 15 gram)* | dessertschaaltjes aardbeien of bessen zoals frambozen, rode bessen, witte bessen, braambessen, blauwe bessen, stekelbessen |
| 125 gram | appel, peer, banaan, sinaasappel, perzik, papaja, een schijf verse ananas<br>trosjes van ongeveer 10 druiven |
| 150 gram | schaaltje fruitsla |
| 180 gram | 1/8 galia- of honingmeloen |
| 200 gram | mango |

Bron: www.gezondheidstest.be.

☐ *Kan fruitsap vers fruit vervangen?*

Fruitsap bevat evenveel energie als frisdrank. Fruitsap bevat bepaalde mineralen zoals kalium en magnesium en vitaminen. Sinaasappelsap en pompelmoessap zijn bijvoorbeeld rijk aan vitamine C. Eén glas fruitsap bevat het sap van ongeveer twee stukken vers fruit. Het bevat relatief veel energie en door het persen gaan zowel vezels als vitaminen verloren. Hierdoor is fruitsap, ook al is het vers geperst, niet de eerstekeuze fruitvervanger. Fruit geeft meer verzadiging en is belangrijk voor de kauwfunctie. Vers fruit geniet dus nog steeds de voorkeur. Drink niet dagelijks fruitsap en matig de hoeveelheid tot één glas.

## 4.6 MELKPRODUCTEN EN CALCIUMVERRIJKTE SOJAPRODUCTEN

### 4.6.1 Omschrijving

Melkproducten en calciumverrijkte sojaproducten zijn een belangrijke bron van eiwit, calcium en specifiek van vitaminen B2 en B12. Halfvolle en vollemelkproducten kunnen ook vitamine A en D bevatten. Calcium is een essentiële voedingsstof die bijdraagt tot de opbouw en het onderhoud van sterke botten. Melk is niet alleen rijk aan calcium, maar ook aan fosfor, kalium, magnesium en zink.

De groep melkproducten en calciumverrijkte sojaproducten is binnen ons westerse voedingspatroon de voornaamste bron van calcium. De groep levert ongeveer 75% van de calciumbehoefte. Daarnaast is deze groep belangrijk voor de aanlevering van onder andere vitamine B2 en vitamine B12. Sojaproducten horen thuis in deze groep indien er calcium werd toegevoegd en bij voorkeur ook de vitaminen B2 en B12. In deze aangerijkte vorm zijn sojaproducten een goed alternatief voor koemelk.

Vollemelkproducten brengen meer verzadigde vetzuren aan dan de halfvolle en magere soorten. Vandaar de voorkeur voor magere en halfvolle melk en melkproducten. Om de suikerinname te beperken krijgen bovendien niet of slechts matig gezoete (met suiker, zoetmiddel) producten de voorkeur.

### 4.6.2 Praktische aanbeveling

Elke dag een hoeveelheid van drie tot vier glazen melk (450-600 ml) en één tot twee sneden kaas (20-40 gram), afgeleide melkproducten of calciumverrijkte sojaproducten zijn nodig om aan onze calciumbehoefte te voldoen. Wat de melkproducten betreft, gaat de voorkeur naar magere en halfvolle melk en melkproducten. Kinderen krijgen bij voorkeur een aangepaste melkvoeding tot de leeftijd van 3 jaar. Het is immers vrijwel onmogelijk om met uitsluitend gewone koemelk binnen de Europese en Belgische voedingsaanbevelingen voor baby's en peuters te blijven. Het hoge eiwitgehalte van koemelk (of andere, zoals geiten-, paarden of gewone sojamelk) overbelast de nieren van het kind. Kinderen jonger dan 3 jaar drinken groeimelk zonder toegevoegde suiker en aroma's en/of aangevuld met volle melk. Na de leeftijd van 3 jaar drinken kinderen het best volle melk tot de leeftijd van 4 jaar. Daarna gaat de voorkeur naar halfvolle melk. (Kind en Gezin, VVKindergeneeskunde, 2013). Een overzicht van aanbevelingen per leeftijdsgroep wordt in tabel 4.15 weergegeven.

Tabel 4.15: Aanbevelingen per leeftijd voor de groep melkproducten en calciumverrijkte sojaproducten.

| Leeftijd | Aanbevelingen voor de groep melkproducten en calciumverrijkte sojaproducten |
|---|---|
| Peuters (1,5-3 jaar) | 350 tot 500 ml volle melk en 1/2 snede kaas (10 g)<br>Kinderen jonger dan 3 jaar drinken groeimelk zonder toegevoegde suiker en aroma's en/of aangevuld met volle melk. |
| Kleuters (3-6 jaar) | 350-500 ml halfvolle tot volle melk en 1/2 snede tot 1 snede kaas (20 g)<br>Na de leeftijd van 3 jaar drinken kinderen het best nog volle melk. Vanaf 4 jaar gaat de voorkeur naar halfvolle melk. |
| Kinderen (6-12 jaar) | 450 ml halfvolle melk (3 kleine glazen van 150 ml) en 1 snede magere kaas (20 g) |
| Jongeren (12-18 jaar) | 600 ml halfvolle melk (4 kleine glazen van 150 ml) en 1 tot 2 sneden magere kaas (20-40 g) |
| Volwassenen (19-59 jaar) | 450 ml halfvolle melk (3 kleine glazen van 150 ml) en 1 snede magere kaas (20 g) |

| Leeftijd | Aanbevelingen voor de groep melkproducten en calciumverrijkte sojaproducten |
|---|---|
| Zwangeren | 600 ml halfvolle melk (4 kleine glazen van 150 ml) en 1 tot 2 sneden magere kaas (20-40 g)<br>Zwangere vrouwen vermijden het best rauwe melk of producten bereid op basis van rauwe melk zoals rauwmelkse kaas |
| Ouderen (60+) | 600 ml halfvolle melk (4 kleine glazen van 150 ml) en 1 tot 2 sneden magere kaas (20-40 g) |

### 4.6.3 Indeling van de producten uit de groep melkproducten en calciumverrijkte sojaproducten

Om de praktische voedingsaanbevelingen te ontwikkelen werden als basis de theoretische aanbevelingen van de Hoge Gezondheidsraad gebruikt. De groep melkproducten en calciumverrijkte sojaproducten staat in voor het aanleveren van ongeveer 75% van de calciumbehoefte. Voor volwassenen is er een aanbeveling van 900 mg calcium per dag. Voor jongeren en ouderen is dat 1200 mg per dag. Jongeren tussen 12 en18 jaar en ouderen hebben een hogere behoefte, omdat jongeren een sterke botgroei en ontwikkeling kennen en omdat bij ouderen calcium minder goed wordt opgenomen in het bloed.

Peuters en kleuters hebben een behoefte van 500 ml melk of melkproducten per dag.
De aanbeveling bij de actieve voedingsdriehoek geeft een spreiding weer voor verschillende leeftijdsgroepen, waarbij de aanbeveling van drie glazen of 450 ml voor lagere schoolkinderen en volwassenen bedoeld is. De aanbeveling van vier glazen is voor jongeren tussen 12 en 18 jaar, zwangeren en ouderen. De Hoge Gezondheidsraad raadt aan om dagelijks maximaal 2500 mg calcium in te nemen. Een (chronische) overmatige calciuminneming kan hypercalciëmie, hypercalciurie, urinewegstenen en onderdrukking van de botstofwisseling tot gevolg hebben, evenals een vermindering van de absorptie van ijzer en zink (Van den berg & Werkman, 2009; HGR, 2009).

In onze westerse voedingspatroon vormen melkproducten of calciumverrijkte sojaproducten de voornaamste calciumbron in onze voeding. Calcium in zuivelproducten is voornamelijk aanwezig als calciumfosfaat. Deze vorm wordt goed opgenomen door de darm. Vitamine D en lactose bevorderen de absorptie van calcium in het lichaam. De uitscheiding van calcium via de urine wordt onder meer verhoogd door eiwit en natrium (Van den Berg & Werkman, 2009). Ook het gebruik van alcohol en cafeïne zorgt voor een hoger verlies van calcium. Fytaten in volkorengranen, gedroogde bonen en zaden en oxaalzuur in bepaalde voedingsmiddelen zoals spinazie en rabarber beperken de opname van calcium in het lichaam, door complexvorming tot onoplosbare verbindingen in de darm (VVKindergeneeskunde, 2008). De gemiddelde calciumabsorptie in de voeding bedraagt 30 tot 40 procent (Van den Berg & Werkman, 2009). Bladgroenten zoals boerenkool, broccoli en rapen bevatten weinig oxaalzuur waardoor het calcium in deze groenten beter absorbeerbaar is. Groenten zoals spinazie en bieten bevatten veel oxaalzuur waardoor het calcium niet goed absorbeerbaar is (VVKindergeneeskunde, 2008; NICE, 2005). Voor wie voldoende calcium via de voeding opneemt en gevarieerd eet, levert dit geen probleem op voor de calciumbalans in het lichaam en de botstofwisseling.

Calcium zit behalve in melk en melkproducten ook in groenten, granen, noten en peulvruchten. Het gehalte aan calcium ligt in deze laatste producten doorgaans lager en de calcium wordt hieruit bovendien minder goed door het lichaam opgenomen. De aanbevelingen bij de actieve voedingsdriehoek houdt rekening met de theoretische aanbeveling alsook met de biobeschikbaarheid van calcium in de voeding.

Wie geen melk lust of weinig of geen melkproducten mag eten (bijvoorbeeld als gevolg van een allergie of een lactose-intolerantie), kan gebruik maken van calciumverrijkte sojaproducten. Hiernaast kan men ook extra aandacht besteden aan het gebruik van calciumrijke groenten, noten, zaden en peulvruchten.

### 4.6.3 Indelingscriteria van de producten van de groep melkproducten en calciumverrijkte sojaproducten

Om de groep in te delen in de categorieën 'kies bij voorkeur', 'kies als middenweg' en 'behoort tot de restgroep' worden voor de groep melkproducten en calciumverrijkte sojaproducten vier criteria gehanteerd:

- Elk product in de groep moet een aanbrenger zijn van eiwitten met een hoge biologische waarde (BW).
- Elk product moet een minimale hoeveelheid calcium per 100 g of 100 ml aanbrengen. De grenswaarde is gelegd op 75 mg calcium per 100 g.
- Omdat melkproducten zoals kaas en volle melk ook (verborgen) vetten en verzadigde vetten kunnen bevatten, houden we in het criterium voor deze groep rekening met de aanbreng van vetten. Vollemelkproducten brengen meer verzadigde vetzuren aan dan de halfvolle en de magere soorten. Vandaar de voorkeur voor magere en halfvolle melk en melkproducten. Voor melk, gefermenteerde melkdranken, calciumverrijkte sojaproducten, plattekaas en desserts op basis van melk geldt als criterium dat een voorkeurproduct niet meer dan 30 energie% vet mag bevatten. Om kaas te klasseren als product 'kies bij voorkeur' wordt het vetgehalte gelegd op maximaal 20 gram totaal vet per 100 gram product.
- Toevoeging van suiker aan het product: de voorkeur is dat er geen suiker werd toegevoegd.

Tabellen 4.16 en 4.17 geven de indelingscriteria weer in de categorieën 'kies bij voorkeur', 'kies als middenweg' en 'behoort tot de restgroep'.

Tabel 4.16: Indelingscriteria in de categorieën 'kies bij voorkeur', 'kies als middenweg' en 'behoort tot de restgroep' voor melk, gefermenteerde melkproducten, plattekaas, calciumverrijkte sojaproducten en desserts op basis van zuivelproducten.

| | Kies bij voorkeur | Kies als middenweg | Behoort tot de restgroep |
|---|---|---|---|
| Criteria | Bron van eiwitten met hoge BW en<br>≥ 75 mg calcium/100 g en<br>≤ 30 energie% vet, zonder toegevoegde suiker en zoetmiddelen | Bron van eiwitten met hoge BW en<br>≥ 75 mg calcium/100 g en<br>≤ 30 energie% vet met toegevoegde suiker of zoetmiddelen<br>Of<br>Bron van eiwitten met hoge BW<br>≥ 75 mg calcium/100 g<br>> 30 energie% vet zonder toegevoegde suiker of zoetmiddelen | < 75 mg calcium/100 g en/of<br>> 30 energie% vet met toegevoegde suiker |

| | Kies bij voorkeur | Kies als middenweg | Behoort tot de restgroep |
|---|---|---|---|
| Melk | Magere melk, halfvolle melk zonder toegevoegde suikers en zoetmiddelen<br>Karnemelk zonder toegevoegde suikers en zoetmiddelen | Volle melk<br>Melk met toegevoegde suiker (bv. chocomelk met toegevoegde suikers of zoetmiddelen)<br>Karnemelk met toegevoegde suikers<br>Melkpoeder | Haverdranken<br>Rijstdranken<br>Amandeldrink<br>Hazelnootdrink |
| Gefermenteerde melkdranken | Magere tot halfvolle yoghurt zonder toegevoegde suikers en zoetmiddelen | Kefir<br>Volle yoghurt<br>Magere en halfvolle yoghurt met toegevoegde suikers | |
| Plattekaas | Plattekaas (ook volle) zonder toegevoegde suikers en zoetmiddelen | Plattekaas met toegevoegde suiker | |
| Calciumverrijkte sojaproducten | Calciumverrijkte sojadrink zonder toegevoegde suikers en zoetmiddelen | Calciumverrijkte sojadrink met toegevoegde suikers en zoetmiddelen, calciumverrijkte sojadesserts | |
| Dessert | | Pudding, flan, rijstpap, griesmeelpap, ... met toegevoegde suikers of zoetmiddelen of op basis van volle melk<br>Calciumverrijkte sojadesserts met toegevoegde suikers of zoetmiddelen | Tiramisu, chocomousse, ... |
| Room, milkshake, ijsroom | | Milkshake (afhankelijk van de bereiding) | IJsroom, ijs, room, slagroom, plantaardige vervangroom |

Tabel 4.17: Indelingscriteria in de categorieën 'kies bij voorkeur', 'kies als middenweg' en 'behoort tot de restgroep' voor kaas, uitgezonderd plattekaas.

| | **Kies bij voorkeur** | **Kies als middenweg** | **Behoort tot de restgroep** |
|---|---|---|---|
| Criteria | ≥ 75 mg calcium/100 g<br><br>≤ 20 gram (totaal) vet per 100 g kaas | ≥ 75 mg calcium/100 g<br><br>> 20 gram (totaal) vet per 100 g kaas | |
| Kaas, uitgezonderd plattekaas | Kaas met een vetgehalte lager dan of gelijk aan 20 g vet per 100 g kaas. Kazen worden vaak aangeduid met 20+ of 30+ of de term 'mager' | Kaas met een vetgehalte hoger dan 20 g vet per 100 g kaas | |

### 4.6.4 Veelgestelde vragen

☐ *Wat betekent het +-teken op de verpakking van kazen?*

Het vetgehalte bij kaas kan op verschillende manieren worden uitgedrukt en vermeld op het etiket. Het vetgehalte kan uitgedrukt worden:

- per 100 g totaal product of per portie, ook wel het absolute vetgehalte genoemd;
- als % van de droge stof (DS). Dat is de hoeveelheid vet die het product zou bevatten wanneer al het vocht eraan onttrokken wordt. Dat wordt vaak via het +-teken aangeduid. Een kaas met 30% vet op DS (30+) bevat in realiteit ongeveer 15 tot 17 g vet per 100 g kaas.

Voor de criteria bij de groep kaas is gekozen om het vetgehalte uit te drukken per 100 g kaas omdat dit bij het vergelijken op verpakkingen eenvoudiger af te lezen is via de voedingswaardevermelding.

#### WEETJE

**Het gebruik van het +-teken of de vermelding van de term 'mager' bij kaas is gereglementeerd via het Besluit van 16/08/1947 betreffende het merken van de harde of halfharde kaassoorten, naargelang hun vetgehalte (BS 30/08/1947) en het KB van 15/12/1932 of bij 'het reglement op den kaashandel'. Harde en halfharde kazen moeten de vermelding 'mager' dragen ingeval die kazen 20% of minder vet in de droge stof bevatten. De vermelding 20+ moet gebruikt worden als die kazen meer dan 20% tot minder dan 30% vet bevatten in de droge stof; de vermelding 30+ voor kazen met een vetgehalte in de droge stof van 30% tot minder dan 40% (BS 30/08/1947). Volgens de wetgeving mag de term 'mager' gebruikt worden voor kazen met een vetgehalte minder dan 35% van de droge stof en moet die term vervangen worden door 'halfvette' indien het vetgehalte meer dan 20% is maar minder dan 35% van de droge stof bedraagt (KB 15/12/1932).**

**De indelingscriteria voor de categorieën 'kies bij voorkeur' en 'kies als middenweg' vinden hun oorsprong in deze wetgeving. Gemiddeld bevatten deze harde tot halfharde kazen immers 40 tot 50% vocht. Veertig procent vetgehalte in de droge stof komt dan ook gemiddeld overeen met 20 gram vet per 100 gram kaas of kazen die de term 'mager' of de aanduiding '20+' of '30+' mogen gebruiken.**

☐ *Moet je elke dag kaas eten?*

Kaas (uitgezonderd platte kaas) is rijk aan calcium maar kan ook relatief veel vet, verzadigd vet en zout aanbrengen. Dat kan een negatieve invloed hebben op hart- en vaatziekten. Daarom wordt de voorkeur gegeven aan magere en halfvette kaassoorten en plattekaas. In tabel 4.18 wordt een overzicht gegeven van kaassoorten ingedeeld volgens vetgehalte. De kaasaanbeveling is een maximumaanbeveling. Kaas mag maar hoeft niet. Een portie kaas mag worden vervangen door een glas melk of een melkproduct. De aanbevolen hoeveelheid melk of calciumverrijkte sojaproducten mag vervangen worden door andere melkproducten zoals yoghurt of pudding. De aanbevolen hoeveelheid voor melk mag niet worden vervangen door kaas door het hogere gehalte aan vet, verzadigd vet en natrium van kaas. Plattekaas bevat een lager gehalte aan vetten en natrium en wordt daarom niet mee opgenomen in de tabel van kaas.

Kaas kan geen vlees vervangen. Kaas is rijk aan eiwitten en calcium. Vlees levert naast eiwitten vooral ijzer.

Tabel 4.18: Kaas, ingedeeld volgens vetgehalte.

| Kaas | Producten | Totaal vet in gram per 100 g kaas |
|---|---|---|
| Kaas met maximaal 10 g vet/100g kaas (mager) | Brusselse kaas | 0,4 |
| | Plattekaas, mager | 0,1 |
| | Verse kaas met fruit | 3,1 |
| | Plattekaas, halfvol | 3,9 |
| | Cottage cheese | 5,1 |
| | Verse kruidenkaas light | 9 |
| | Mozzarella light | 9 |
| | Plattekaas, volle | 9,4 |
| | Smeerkaas, mager | 10 |
| | Ricotta | 10,3 |
| Kaas met 11 tot 20 gram vet/100 gram kaas (halfvet) | Zachte lightkaas | 11-12 |
| | Verse kaas light | 13 |
| | Zachte geitenkaas (vers) | 13,7 |
| | Harde kaas 30+ | 16-19 |
| Kaas met 21 tot 30 gram vet/100 gram kaas (vet) | Mozzarella | 21 |
| | Franse zachte kazen | 21-23 |
| | Feta | 22 |
| | Geitenkaas, zacht | 21-29 |
| | Verse kaas | 26,7 |
| | Leerdammer, Emmentaler | 26,9-28,5 |
| | Parmezaanse kaas | 29 |
| | Abdijkazen | 29 |

| Kaas | Producten | Totaal vet in gram per 100 g kaas |
|---|---|---|
| Kaas met meer dan 30 gram vet/100 gram kaas (zeer vet) | Smeerkaas, vet | 30,9 |
| | Harde kaas 40+ en hoger | 32,6 |
| | Verse roomkaas, kruidenkaas | 41-42 |

Bron: Nubel (Belgische voedingsmiddelentabel 2009 en Nubel Merknamendatabank), *Handboek winkeloefeningen*, VIGeZ.

☐ *In welke groep horen dranken op graanbasis thuis, zoals haverdranken en rijstdranken?*

Graandranken horen thuis in de restgroep. Deze dranken leveren weinig eiwitten of eiwitten met een lage biologische waarde en kunnen melk, melkproducten en calciumverrijkte sojaproducten daarom niet volwaardig vervangen. Sommige dranken zijn verrijkt met calcium. De groep melkproducten en calciumverrijkte sojaproducten staan voor aanbrengers van calcium en voldoende eiwitten met een hoge biologische waarde. De graandranken kunnen melk of melkproducten niet volwaardig vervangen, ze leveren meer dan 5 kcal/100 ml en worden dus in de restgroep geplaatst.

☐ *Behoren boter en eieren ook tot de groep van melkproducten en calciumverrijkte sojaproducten?*

Boter en eieren kunnen geen melk vervangen en behoren niet tot de groep van melkproducten en calciumverrijkte sojaproducten. Eieren kunnen vlees vervangen en horen thuis in de groep van vlees, vis, eieren en vervangproducten. Boter situeert zich in de groep smeer- en bereidingsvet.

☐ *Waar worden producten gezoet met energievrije zoetmiddelen geplaatst?*

Producten gezoet met energievrije zoetmiddelen worden zoals lightfrisdranken beschouwd als producten in de categorie 'kies als middenweg'.

☐ *Hoe kan ik afwisselen in de keuze van melkproducten?*

Als standaardportie wordt één glas of één kopje van 150 ml geteld. Om evenveel calcium in te nemen als via één glas melk van 150 ml kan één glas melk vervangen worden door:

= 1 glas karnemelk van 150 ml;
= 1 glas of potje yoghurt van 150 ml;
= 1 glas calciumverrijkte sojadrank van 150 ml;
= 1 portie van 150 ml melk bij ontbijtgranen;
= 1 glas ayran van 150 ml (= yoghurtdrank met water, citroensap en zout);
= 1 sneetje van 20 gram kaas;
= 2 blokjes (20 gram) kaas;
= 1 potje of schaaltje plattekaas, pudding, vla of pap;
= 1 kleine milkshake van 150 ml.

Op www.gezondheidstest.be kan iedereen vanaf 8 jaar nagaan hoeveel hij uit deze groep eet in vergelijking met de aanbeveling.

## 4.7 VLEES, VIS, EIEREN EN VERVANGPRODUCTEN

### 4.7.1 Omschrijving

Vlees, vis, eieren en vervangproducten worden in een aparte groep ingedeeld als bron van eiwitten en specifiek vitaminen zoals B12, mineralen zoals ijzer die we nodig hebben voor de groei, de opbouw en het herstel van ons lichaam.

Vervangproducten van vlees en vis zijn eieren, sojaproducten, mycoproteïne, tofu, tempé, seitan, peulvruchten, noten en zaden. Deze producten kunnen vlees volwaardig vervangen indien per dag verschillende plantaardige eiwitbronnen worden gecombineerd of samen worden gegeten met melkproducten of ei. Toch dient opgemerkt te worden dat plantaardige levensmiddelen geen vitamine B12 aanbrengen en noten energierijk zijn vanwege hun hoge vetgehalte. Bovendien zijn plantaardige voedingsmiddelen minder goede ijzerbronnen.

### 4.7.2 Praktische aanbeveling

Per dag volstaat 100 gram vlees (bereid gewogen), vis, ei of vervangproducten.
Noten en zaden zijn aanvullend bij de voeding, hiervan eet je het best maximaal 1 handvol per dag.

In geval van vlees gaat de voorkeur naar magere en halfvette vleessoorten. Bewerkte producten kunnen rijk zijn aan zout of vet. Het gebruik hiervan matigen is de boodschap. Wekelijks één tot twee keer vis eten, ook vette vis, is een goede gewoonte. Daarnaast is het aan te bevelen om vlees al eens te vervangen door plantaardige vervangproducten die vlees volwaardig kunnen vervangen.

Tabel 4.19: Aanbevelingen per dag voor de groep vlees, vis, eieren en vervangproducten per leeftijdsgroep.

| | Vlees, vis, eieren en vervangproducten | Eieren |
|---|---|---|
| Peuter<br>(1,5-3 jaar) | 25-50 g vlees, gevogelte of vis (rauw gewogen*)<br>OF<br>25-50 g tofu, tempé of quorn™, seitan<br>OF<br>1 eetlepels peulvruchten (droog gewogen) | Max. 1 ei per week |
| Kleuter<br>(3-6 jaar) | 50-75 g vlees of vis of gevogelte (rauw gewogen*)<br>OF<br>50-75 g tofu, tempé of quorn™, seitan<br>OF<br>2 eetlepels (droog gewogen) peulvruchten | Max. 1 ei per week |
| Kinderen<br>(6-11 jaar) | 75-100 g vlees of vis of gevogelte (bereid gewogen)<br>OF<br>75-100 g tofu, tempé of quorn™, seitan<br>OF<br>3 eetlepels (droog gewogen) peulvruchten | Max. 2 eieren per week |

| | Vlees, vis, eieren en vervangproducten | Eieren |
|---|---|---|
| Jongeren<br>(12-18 jaar) | 100 g vlees of vis of gevogelte (bereid gewogen)<br>OF<br>100 g tofu, tempé of quorn™, seitan<br>OF<br>3 eetlepels (droog gewogen) peulvruchten | Max. 3 eieren per week |
| Volwassenen<br>(19-59 jaar) | 100 g vlees of vis of gevogelte (bereid gewogen)<br>OF<br>100 g tofu, tempé of quorn™, seitan<br>OF<br>3 eetlepels (droog gewogen) peulvruchten | Max. 3 eieren per week |
| Ouderen<br>(60+) | 100 g vlees of vis of gevogelte (bereid gewogen)<br>OF<br>100 g tofu, tempé of quorn™, seitan<br>OF<br>3 eetlepels (droog gewogen) peulvruchten | Max. 3 eieren per week |

* 65 g rauw gewogen vlees = 50 g bereid gewogen vlees of vis

* 120 à 130 g rauw gewogen vlees = 100 g bereid gewogen vlees of vis

De aanbeveling 100 gram vlees of vervangproducten is berekend op 100 gram bereide producten of de hoeveelheid die wordt opgegeten. Honderd gram bereid vlees komt voorafgaand aan de bereiding overeen met ongeveer 120 tot 130 gram rauw gewogen vlees. De aanbevelingen per leeftijd worden in tabel 4.19 weergegeven.

### 4.7.3 Indelingscriteria van de producten van de groep vlees, vis, eieren en vervangproducten

De criteria om producten uit de groep vlees, vis, eieren en vervangproducten in te delen in 'kies bij voorkeur' of 'kies als middenweg' zijn gebaseerd op twee principes:

- het percentage vet in het product is afhankelijk van de productcategorie (zie tabel 4.20);
- het gehalte aan natrium of toegevoegd zout aan het product. De Hoge Gezondheidsraad beveelt aan de hoeveelheid zout in de voeding te matigen. De voorkeur gaat uit naar vers vlees zonder toegevoegd zout; bij vleeswaren is een maximumgehalte bepaald voor voorkeurproducten.

Voor eieren, noten en zaden zijn geen criteria opgesteld, maar er zijn wel aanbevelingen voor gebruik. Voor eieren is dat maximaal drie eieren per week met het oog op de cholesterolaanbeveling, met inbegrip van eieren die verwerkt worden in bereidingen. Voor noten en zaden wordt aanbevolen om samen maximaal een handvol of 20 tot 25 gram per dag te eten.

Tabel 4.20: Indelingscriteria in de categorieën 'kies bij voorkeur', 'kies als middenweg' voor de groep vlees, vis, eieren en vervangproducten.

| Vlees, vis, eieren en vervangproducten | Kies bij voorkeur | Kies als middenweg | Boodschappen: extra aandacht voor: |
|---|---|---|---|
| Vers vlees | Maximaal 10% vet en zonder toegevoegd zout | Hoger dan 10% vet en/of met toegevoegd zout, orgaanvlees | Aanbeveling van 100 gram vlees (bereid gewogen) per dag. Varieer. |
| Bereid vlees en vleesbereidingen | Maximaal 15% vet en maximaal 1000 mg Na/100 g | Hoger dan 15% vet en/of meer dan 1000 mg Na/100 g | Kies voor vleeswaren met een matig tot laag gehalte aan vet en zout. |
| Vis, schaal- en schelpdieren | Maximaal 500 mg Na/100 g en zonder toevoeging van vet, saus of gepaneerd | Hoger dan 500 mg Na/100 g of met toevoeging van vet, saus of gepaneerd | Eet 2x per week vis waarvan minstens 1x per week vette vis. |
| Plantaardige vervangproducten | Maximaal 10% vet en zonder toegevoegd zout | Hoger dan 10% vet en/of met toegevoegd zout | Vervang 1x per week volwaardig vlees bij de warme maaltijd. |
| Eieren | Geen criteria | | Eet maximaal 3 eieren per week, ook eieren in bereidingen meegerekend (met het oog op de aanbeveling cholesterol). |
| Noten en zaden | Geen criteria | | Eet maximaal 20-25 g of een handvol ongezouten noten of zaden per dag. |

☐ *Indelingscriteria voor de groep vlees, vis, eieren en vervangproducten*

In tabel 4.20 worden de indelingscriteria weergegeven voor de groep vlees, vis, eieren en vervangproducten. Per soort product wordt in de volgende tabellen voorbeelden gegeven van producten behorende tot de categorie 'kies bij voorkeur' en 'kies als middenweg'. Er is geen categorie 'behoort tot de restgroep'.

In de volgende tabellen worden de producten 'verse vleessoorten', 'bereid vlees en vleesbereidingen', 'vis, schaal- en schelpdieren' en 'vervangproducten' weergegeven volgens de indelingscriteria.

☐ *Verse vleessoorten*

Tabel 4.21 geeft de indeling voor verse vleessoorten in de categorieën 'kies bij voorkeur' en 'kies als middenweg'. De voorkeur wordt gegeven aan magere vleessoorten zonder toegevoegd zout.

Tabel 4.21: Indelingscriteria voor verse vleessoorten in de categorie 'kies bij voorkeur' en 'kies als middenweg'.

| Vers vlees | Kies bij voorkeur vlees met maximaal 10% vet, zonder toegevoegd zout | Kies als middenweg vlees met meer dan 10% vet, met toegevoegd zout, orgaanvlees | |
|---|---|---|---|
| | Mager vlees | Halfvet vlees | Vet vlees |
| Rund | Rundbiefstuk<br>Chateaubriand<br>Rundgebraad<br>Lange rugspier<br>Lendenrollade<br>Ribstuk<br>Rosbief<br>Schenkel<br>Stoofvlees<br>Tournedos<br>Entrecote | | |
| Varken | Varkenshaas<br>Mignonette<br>Oester<br>Filetkotelet<br>Ribkotelet<br>Ribgebraad<br>Schoudergebraad | Varkenskarbonade | Mager spek<br>Ribbetjes<br>Spek |
| Kalf | Kalfsfricandeau<br>Kalfsgebraad<br>Kalfslapje<br>Kalfsschenkel<br>Entrecote<br>Kotelet<br>Ribstuk<br>Rollade | | |
| Paard | Alle soorten | | |
| Lams | Lamsboutlapje<br>Lamsfilet<br>Lamskotelet | Lamsschouder<br>Lamskarbonade<br>Lamsbout | |
| Gevogelte | Kalkoenborst<br>Kippenborst<br>Kippenbout<br>Kip met en zonder vel | Soepkip | |

| Vers vlees | Kies bij voorkeur vlees met maximaal 10% vet, zonder toegevoegd zout | Kies als middenweg vlees met meer dan 10% vet, met toegevoegd zout, orgaanvlees | |
|---|---|---|---|
| | Mager vlees | Halfvet vlees | Vet vlees |
| Andere | Haas<br>Tam en wild konijn<br>Ree<br>Schapenfilet<br>Struisvogelfilet<br>Struisvogelsteak | Duif<br>Schapenbout | |

Bron: voedingswaarde gegevens Nubel (2009).

☐ *Bereid vlees en vleesbereidingen*

Tabel 4.22 geeft de indeling voor bereid vlees en vleesbereidingen in de categorieën 'kies bij voorkeur' en 'kies als middenweg'. De voorkeur gaat naar magere vleeswaren. Producten die meer vet en natrium bevatten, worden in de middenweg geplaatst.

Tabel 4.22: Indelingscriteria voor bereid vlees en vleesbereidingen in de categorie 'kies bij voorkeur' en 'kies als middenweg'.

| | Kies bij voorkeur | Kies als middenweg | | |
|---|---|---|---|---|
| | maximaal 15% vet, maximaal 1000 mg Na/100 g | Maximaal 15% vet, > 1000 mg | > 15% vet, ≤ 1000 mg Na/100 g | > 15% vet, > 1000 mg Na/100g |
| Magere vleeswaren en vleesbereidingen (< 15 g vet/100 g) | casselerrib, corned beef, ham, gekookt, kookham, hoofdkaas, kalfskop, kalfsgebraad, kalkoenham, kippenham, rosbief gebakken, varkensgebraad gebakken, vleesbrood (fijne korrel), gehakt (rund, rund-varken) | bacon, (been) ham, rauwe ham, filet d'Anvers (rund), filet de saxe (varken), schouderham, runderrookvlees, paardenvlees gerookt | | |

| | Kies bij voorkeur | Kies als middenweg | | |
|---|---|---|---|---|
| | maximaal 15% vet, maximaal 1000 mg Na/100 g | Maximaal 15% vet, > 1000 mg | > 15% vet, ≤ 1000 mg Na/100 g | > 15% vet, > 1000 mg Na/100g |
| Halfvette vleeswaren en vleesbereidingen (15-25 g vet/ 100 g) | | | witte beuling, zwarte beuling, kalfsworst, parijzerworst, vleesbrood (grove korrel), vleessalade met groenten, gehakt (varken, varken-kalf) | filet américain bereid, ontbijtspek, salami (pain d'Ardenne; light) |
| Vette vleeswaren en vleesbereidingen > 25 g vet/100 g | | | hespenworst, kippensalade, curry, leverpastei, paté, vleesbrood, strassbourg, vleessalade, gehakt (gebakken) | salami |

Bron: voedingswaarde gegevens, Nubel (2009).

□ *Vis, schaal- en schelpdieren*

Tabel 4.23 geeft de indeling voor vis, week- en schaaldieren in de categorieën 'kies bij voorkeur' en 'kies als middenweg'. Zowel magere als vette vis zijn voorkeurproducten. Vette vissoorten zoals haring, makreel, paling, sardienen en zalm zijn minder vet dan vele soorten vlees. Vette vis is rijk aan onverzadigde omega3-vetzuren (EPA, DHA). Vette vis brengt ook meer vitamine A en D aan. Eet één- à tweemaal per week vis, waarvan eenmaal magere vis en eenmaal een halfvette of vette soort.

Tabel 4.23: Indelingscriteria voor vis, week- en schaaldieren in de categorie 'kies bij voorkeur' en 'kies als middenweg'.

| | **Kies bij voorkeur** maximaal 500 mg Na/100 g, zonder toegevoegd vet, saus, niet gepaneerd | **Kies als middenweg** Meer dan 500 mg Na/100 g, met toegevoegd vet, saus, gepaneerd | | |
|---|---|---|---|---|
| | **≤ 500 mg Na/100 g en zonder toevoeging van vet, saus of gepaneerd** | **≤ 500 mg Na/100 g met toevoegingen** | **> 500 mg Na/100 g zonder toevoegingen** | **> 500 mg Na/100 g met toevoegingen** |
| Magere soorten ≤ 2 g vet/ 100 g | alaska pollak, witte heilbot, kabeljauw, kikkerbil, koolvis, krab in eigen nat in blik, langoustine, leng, mosselen gekookt, oester, rivierkreeft zoetwater, rog, roodbaars, schar, schelvis, schol, st.-jakobsschelp, snoek, snoekbaars, tong, tonijn, victoriabaars, wijngaardslak, wijting, zeeduivel, zeekreeft, zeelt, zeewolf | | krab, surimi, grijze garnaal gekookt, roze garnaal gekookt | |
| Halfvette soorten vis > 2-10 g vet | ansjovis, forel, heilbot, inktvis, karper, makreel in eigen nat in blik, oester creuse, tarbot, zalmforel, zalm in eigen nat in blik, zeebrasem, zeepaling (doornhaai), zwaardvis | pilchard in tomatensaus in blik, tonijn in olie uitgelekt, voorgebakken inktvisringen | zalm gerookt | ansjovis in olie in blik, garnalenkroket, forel gerookt, visstick, voorgebakken diepvries |
| Vette soorten vis > 10 g vet | botervis, goudbrasem, makreel, makreel gerookt, rivierpaling, sardienen, zalm | makreel in olie in blik, makreel in tomatensaus in blik, sardienen in olie in blik, sardienen in tomatensaus in blik, tonijn in olie in blik, vissalade | rivierpaling, gerookt, sprot gerookt | kaviaar in blik, haring gerookt, heilbot gerookt, rolmops in azijn, visstick (voorgebakken gefrituurd) |

Bron: voedingswaarde gegevens Nubel (2009).

☐ *Vegetarische vervangproducten en eieren*

Vervangproducten van vlees en vis zijn eieren, sojaproducten zoals tofu en tempé, seitan, mycoproteïne en peulvruchten.

Peulvruchten worden vaak verward met groenten. In tegenstelling tot groenten kunnen peulvruchten in combinatie met een andere eiwitbron (granen of zaden, eieren of melkproducten) vlees vervangen. Tot de peulvruchten behoren gedroogde spliterwten, kikkererwten, bruine bonen, witte bonen en rode bonen en linzen (tabel 4.24).

Tabel 4.24: Indelingscriteria voor plantaardige vervangproducten en eieren in de categorie 'kies bij voorkeur' en 'kies als middenweg' met weergave van de gemiddelde voedingswaarde.

| | Per 100 g | Energie (kcal) | Eiwitten (g) | Vetten (g) | Natrium (mg) |
|---|---|---|---|---|---|
| Kies bij voorkeur | Ei | 154 | 12,6 | 11,2 | 116 |
| Kies bij voorkeur | Tofu (sojakaas of tahoe) | 114 | 11,8 | 7,0 | 4 |
| Kies bij voorkeur | Tempé of tempeh (op basis van sojabonen) | 120 | 11,7 | 6,6 | 10 |
| Kies bij voorkeur | Peulvruchten (gemiddeld, gekookt) | 96 | 7,1 | 1,2 | 144 |
| Kies als middenweg | Mycoproteïne | 96 | 13,9 | 2,3 | **362** |
| Kies als middenweg | Mycoproteïne gepaneerd | 202 | 9,5 | 11,6 | **600** |
| Kies als middenweg | Seitan (o.b.v. tarwegluten) | 120 | 24,8 | 0,2 | **510** |
| Kies als middenweg | Noten, gemiddeld, niet gezouten | 579 | 16,3 | 51,8 | 116 |

Bron: Nubel (2009), gemiddelde waarden zijn eigen berekeningen.

Quorn heeft een laag energiegehalte maar geeft snel een verzadigingsgevoel. Het is in beperkte hoeveelheden bruikbaar en veilig voor kinderen. Quorn© bevat te weinig ijzer. Er moeten dus altijd voldoende verse groenten op het menu staan. Wissel voldoende af met andere vleesvervangers (Kind & Gezin).

### 4.7.4 Veelgestelde vragen

☐ *Hoe past de actieve voedingsdriehoek in een vegetarische voeding?*

Bij de ontwikkeling van de actieve voedingsdriehoek werd als doelstelling vooropgesteld dat de actieve voedingsdriehoek ook bruikbaar moet zijn bij vegetarisme, meer specifiek bij een lacto-(ovo-) vegetarische voeding. Wanneer helemaal geen dierlijke producten worden geconsumeerd (veganisme), dus geen vlees, vleeswaren en vis maar ook geen melkproducten en eieren, is het aanbevolen om verrijkte producten of bepaalde supplementen (bijvoorbeeld: vitamine B12) in te nemen. Vitamine B12 komt enkel in dierlijke producten voor. Veganisme kan niet weergegeven worden in de actieve voedingsdriehoek en enkel als volwaardig worden beschouwd als deze verrijkt wordt met vitamine B12 in de vorm van supplementen of verrijkte voedingsmiddelen. Voor jonge kinderen, zwangeren en lacterende vrouwen is een evenwichtig lacto-(ovo-) vegetarisme haalbaar, terwijl veganisme eerder wordt ontraden wegens een verhoogd risico op bepaalde voedingstekorten.

Gezond vegetarisch eten is veel meer dan gewoon maar vlees of vis weglaten. Om in een vegetarische voeding vlees over een dag volwaardig te vervangen is het nodig om verschillende plantaardige eiwitbronnen te combineren of ze samen met melkproducten of ei te gebruiken. Daarnaast gelden nog andere aandachtspunten (zie verder) en moeten ook de richtlijnen van de actieve voedingsdriehoek worden gerespecteerd. Figuur 4.1 en tabel 4.25 geven een overzicht van complementaire lacto-ovo-vegetarische combinaties (De Ridder, 1996).

Verschillende vormen van vegetarisme (Centrum voor Voedings- en Dieetadvies, 1997; VVKindergeneeskunde, 2008):

- semivegetarisch of pseudovegetarisch: vlees wordt occasioneel in de voeding gebruikt; sommigen vermijden de inname van rood vlees, eten soms wel vis (pesco-vegetariër) of gevogelte (pollo-vegetariër);
- lacto-ovo-vegetariërs: eten geen producten van geslachte dieren, maar gebruiken wel melkproducten en eieren;
- lacto-vegetariërs: eten geen producten van geslachte dieren, eten geen eieren, maar gebruiken wel melkproducten;
- pesco-vegetariërs: eten geen vlees, maar gebruiken wel vis en producten van levende dieren (eieren en melk);
- veganisten: eten helemaal geen dierlijke producten, ook geen eieren, melk en melkproducten. Sommige veganisten gebruiken ook geen honing. Omdat vitamine B12 enkel in dierlijke producten voorkomt, lopen zij een risico op vitamine B12-tekort en worden aangeraden om verrijkte producten of supplementen te gebruiken van vitamine B12 en calcium.

Figuur 4.1: Overzicht van complementaire lacto-ovo-vegetarische combinaties per dag.

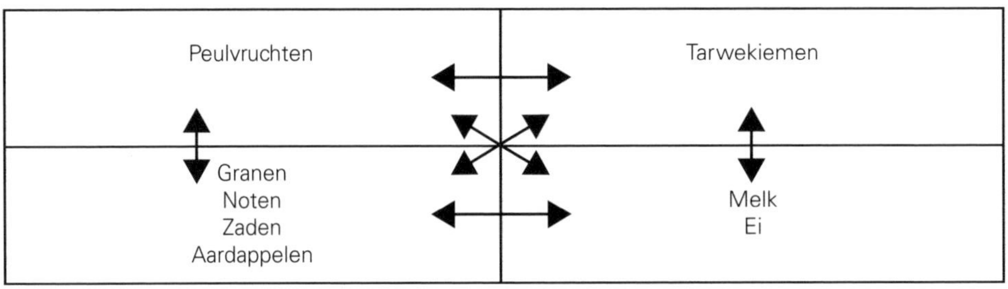


Bron: De Ridder (1996).

Goede combinaties zijn:
granen + peulvruchten,
granen + zuivel,
tarwe + ei,
tarwe + kaas,
mais + zuivel,
haver + noten,
granen + groenten,
peulvruchten + zaden + graan,
peulvruchten + ei.

Tabel 4.25: Complementaire basiscombinaties.

| | Combinaties met laag ijzergehalte | | Combinaties met hoog ijzergehalte | | |
|---|---|---|---|---|---|
| | *Halfvolle melk (ml)* | *20+ kaas (gram)* | *Peulvruchten (gram)* | *Tarwekiemen (gram)* | *Ei (gram) (1)* |
| Granen (g)<br>Seitan (g) | 70/400<br>35/400 | 70/40<br>35/40 | 100/75<br>50/75 | 100/60<br>50/60 | 50/50<br>25/50 |
| Tarwekiemen (g) | 35/400 | 35/40 | 70/30 | – | 20/50 |
| Noten (g) | 35/400 | 35/40 | – | 50/60 | 20/50 |
| Zaden (g) | 35/400 | 35/40 | 20/100 | 45/60 | 20/50 |
| Peulvruchten (g) | 30/400 | 30/45 | – | 30/70 | 20/50 |
| Aardappelen (g) | 200/400 | 200/40 | – | 200/60 | 200/50 (2) |

Deze eiwitcombinaties komen overeen met 50 gram vlees.
Om aan het criterium 'hoog ijzergehalte' te voldoen worden met de aardappelen groenten en ei gegeten om de ijzeropname te bevorderen.

Bron: De Ridder (1996).

Aandachtspunten voor gezond vegetarisch eten (EVA, VBVB, VIG, Kind & Gezin, 2006):

- Een voldoende aanbreng van eiwitten en de eiwitkwaliteit, zodat wordt voldaan aan de behoefte aan essentiële aminozuren. Vooral bij kinderen moet hier extra aandacht geschonken worden.
- Een vegetarische voeding is van nature rijk aan omega6-vetzuren maar relatief arm aan omega3-vetzuren. Een goede verhouding tussen beide kan worden verkregen door gebruik van walnoten, sojaproducten, bepaalde oliesoorten (zie smeer- en bereidingsvetten), sommige soorten groene bladgroenten en zeegroenten.
- Opname van non-haemijzer uit plantaardige voeding is lager dan dat van haemijzer, zeker bij aanwezigheid van inhibitoren zoals fytaten in de voeding. Het gelijktijdige gebruik van een vitamine C-bron kan de opname verbeteren.
- Ook de inname en biologische beschikbaarheid van zink lijken verlaagd bij een vegetarische voeding. De absorptie kan verbeteren door gebruik van voldoende hoogwaardig eiwit en van kiemen van bonen, granen en zaden.
- Ook voor vegetariërs geldt dat evenwichtige voeding dient samen te gaan met een gezonde leefstijl waarin er onder meer aandacht is voor voldoende beweging en blootstelling aan zonlicht.

## TIPS

Meer info

- www.vvkindergeneeskunde.be

VVK voedingscel en Kind & Gezin (2008). ***Vegetarische voeding***. Informatiebrochure voor hulpverleners in de gezondheidszorg.

## 4.8 SMEER- EN BEREIDINGSVET

### 4.8.1 Omschrijving

De groep smeer- en bereidingsvet is de kleinste groep van de essentiële voedingsgroepen van de actieve voedingsdriehoek. Smeer- en bereidingsvet levert ons in de eerste plaats energie. Daarnaast zijn ze van belang voor hun aanbreng van essentiële vetzuren en vetoplosbare vitaminen (A, D en E).

Onder smeer- en bereidingsvet verstaan we minarines, margarines, smeervetten met een verlaagd vetgehalte, bak- en braadvetten, boter, halfvolle boter en oliën.
Olie en margarine of smeervet rijk aan onverzadigde vetzuren genieten de voorkeur omdat ze hart- en vaatziekten kunnen helpen voorkomen.
Bij smeer- en bereidingsvet houden we rekening met zowel de totale hoeveelheid vet als met het soort vet. Omdat voedingsmiddelen uit de andere groepen (bijvoorbeeld vlees, melkproducten, ...) ook bijdragen tot de totale vetinname moeten we deze groep sowieso matigen. Deze groep moeten we met mate eten, maar ze is wel essentieel om in een evenwichtige voeding te gebruiken.

### 4.8.2 Praktische aanbeveling

Bij smeer- en bereidingsvet houden we rekening met:
- de totale hoeveelheid smeer- en bereidingsvet per dag;
- de soort vet, met een voorkeur voor producten arm aan verzadigde vetzuren.

Een mespunt smeervet (ongeveer 5 gram) per snede brood en één eetlepel (max. 15 gram) bereidingsvet per persoon voor de warme maaltijd volstaan.

In totaal hebben we dagelijks tussen vijf en twaalf sneden brood nodig. We besmeren ze met in totaal 25 tot 60 g smeervet per dag. Inclusief de hoeveelheid bereidingsvet komt men op een gemiddelde inname van 40 tot 75 gram smeer- en bereidingsvetten per dag.

Sauzen behoren tot de restgroep. Indien sauzen in de plaats van smeer- en bereidingsvet worden genomen, kunnen ze beoordeeld worden volgens de gebruikte afzonderlijke ingrediënten en de onderstaande criteria. Als basisaanbeveling geldt dagelijks smeer- en bereidingsvetten te gebruiken, bij gebruik van sauzen in de plaats moet dit individueel aangepast zijn.

### 4.8.3 Indelingscriteria van producten van de groep smeer- en bereidingsvetten

De criteria voor smeer- en bereidingsvetten zijn gebaseerd op de vetzuursamenstelling. Hierbij wordt de voorkeur gegeven aan producten arm aan verzadigde vetzuren (tabel 4.26).

Tabel 4.26: Indelingscriteria in de categorieën 'kies bij voorkeur', 'kies als middenweg' voor de groep smeer- en bereidingsvet.

| Smeer- en bereidingsvet | Kies bij voorkeur | Kies als middenweg |
|---|---|---|
| Criteria | Maximaal 1/3 verzadigde vetzuren van de totale hoeveelheid vet | Meer dan 1/3 verzadigde vetzuren van de totale hoeveelheid vet |
| Producten | Smeer- en bereidingsvetten rijk aan onverzadigde vetzuren | Smeer- en bereidingsvetten rijk aan verzadigde vetzuren. |
| | Minarine, margarine, bak- en braadvet arm aan verzadigde vetzuren*<br><br>Arachideolie<br>Koolzaadolie<br>Notenolie<br>Olijfolie<br>Druivenpitolie<br>Maiskiemolie<br>Sesamolie<br>Saffloerolie<br>Sojaolie<br>Walnootolie<br>Zonnebloemolie<br>Bepaalde frituurolie | Minarine, margarine, bak- en braadvet met meer dan 1/3 aan verzadigde vetzuren*<br><br>Boter<br>Halfvolle boter<br>Frituurvet (vast bij kamertemperatuur)<br>Palmolie |

* Deze tabel geeft een algemene indeling. Afhankelijk van het merk kunnen producten in een andere categorie ingedeeld worden. Ga dit steeds zelf na op het etiket.

Producten die niet strikt onder de benaming 'smeer- en bereidingsvet' vallen, zoals koude en warme geëmulgeerde sauzen, worden in de restgroep geplaatst en niet in de groep smeer- en bereidingsvet. Mayonaise, dressings, vinaigrettes, ... worden in de restgroep geplaatst.

### 4.8.4 Veelgestelde vragen

☐ *Is er een snelle proef om na te gaan of een product rijk is aan onverzadigde vetzuren?*

Om na te gaan of een product een voorkeurproduct betreft, zijn er vier manieren:

- raadpleeg het etiket;
- druk- of ijskastproef (niet steeds van toepassing op halfvolle boter);
- de wijze van verpakking: vlootje of wikkel (niet steeds van toepassing op halfvolle boter);
- de consistentie van het product: vloeibaar versus vast.

Producten arm aan verzadigde vetzuren zijn vloeibaar of worden in een vlootje verpakt. Uit de koelkast zijn deze producten direct zacht en smeerbaar. De drukproef bestaat eruit het product uit de koelkast

te halen en er zacht op te drukken. Producten arm aan verzadigde vetzuren kunnen duidelijk ingedrukt worden en voelen zacht aan. Producten die rijk zijn aan verzadigde vetzuren kunnen doorgaans niet of moeilijk ingedrukt worden en voelen hard aan. Producten rijk aan verzadigde vetzuren worden meestal in een wikkel verkocht.

☐ *Olie versus olie?*

Er zijn oliën die als olie verkocht worden voor consumptie, zoals arachide-, mais-, olijf-, saffloer-, sesam-, soja- en zonnebloemolie. Daarnaast zijn er oliën die worden verwerkt in veel voedingsmiddelen. De belangrijkste zijn: mais-, raap-, soja-, katoenzaad- en palmolie. De oliën worden soms door elkaar gebruikt, zoals in margarine.
Als oliën bij warme bereidingen gebruikt mogen worden, staat dit steeds op het etiket. Vooral oliesoorten rijk aan enkelvoudig onverzadigde vetzuren zijn geschikt voor warme bereidingen: olijfolie en arachideolie. Oliesoorten rijk aan meervoudige onverzadigde vetzuren en vooral aan omega3-vetzuren zijn oliesoorten om bij koude gerechten te gebruiken en niet om op te warmen. Meervoudig onverzadigde vetzuren die weinig omega3-vetzuren bevatten, kunnen wel opgewarmd worden, bijvoorbeeld maisolie en zonnebloemolie (Voedingscentrum, 2011). Tabel 4.27 geeft een overzicht van enkele soorten olie en hun geschiktheid voor koude of warme bereidingen.

Tabel 4.27: Overzicht van oliesoorten volgens hun geschiktheid voor koude en/of warme bereidingen.

| Oliesoorten voor koude bereidingen | Oliesoorten voor koude en warme bereidingen |
|---|---|
| Sojaolie<br>Lijnzaadolie<br>Notenolie (hazelnootolie, walnootolie)<br>Tarwekiemolie (rijk aan vitamine E)<br>Koolzaadolie (omega 3) | Arachideolie (vooral voor warme bereidingen, geschikt voor frituren)<br>Druivenpitolie<br>Maiskiemolie (geschikt om te frituren)<br>Olijfolie<br>Koolzaadolie (niet geschikt om te frituren)<br>Zonnebloemolie (geschikt om te frituren)<br>Sesamolie<br>Sojaolie (geschikt om te frituren) |

Bewerking van Voedingscentrum, Voorlichtingsbureau Margarine, vetten en oliën (2008).

Bij frituren mag olie nooit boven de 175°C komen (Voedingscentrum). Bij elke bakbeurt vormen zich afbraakproducten. Het is dan ook raadzaam om na zes tot acht bakbeurten het frituurvet volledig te vervangen (De Geeter, 2005).

## 4.9 DE RESTGROEP

### 4.9.1 Omschrijving

De top van de actieve voedingsdriehoek is de restgroep: een zwevend topje, los van de andere groepen, volledig in het wit zonder afbeelding van producten. In de restgroep zijn alle voedingsmiddelen opgenomen die strikt genomen niet nodig zijn in een evenwichtige voeding. Dit topje is eigenlijk

een toemaatje. Zoetigheden, snoepjes, alcoholische en suikerrijke dranken en sauzen zijn in de restgroep terug te vinden. Hoewel de voedingsmiddelen uit de restgroep niet essentieel zijn, kunnen we ze niet wegdenken uit onze voedingscultuur en -gewoonten.
Het spreekt voor zich dat deze voedingsmiddelen met mate moeten worden geconsumeerd. Ze leveren vooral energie en in verhouding weinig of geen voedingsstoffen zoals vitaminen en mineralen.

Naast voedingsmiddelen die strikt genomen niet nodig zijn in een evenwichtige voeding, is in de top ook sedentair gedrag opgenomen. Ook iemand die heel actief is, moet periodes van te lang stil zitten of beeldschermactiviteiten vermijden. Er blijkt een relatie te zijn tussen sedentair gedrag en overgewicht en obesitas. Ook lijkt sedentair gedrag te leiden tot een verhoogd risico op diabetes type 2 en zijn er aanwijzingen voor een verband met het metabool syndroom (TNO,2010; Owen et al., 2009).

Onder sedentair gedrag wordt gedrag verstaan met een erg laag energieverbruik (MET tussen 1en 1,5) zoals televisie of dvdkijken, computeren, zitten op school of op het werk, in de auto zitten. In de praktijk worden in studies vooral beeldschermactiviteiten gerekend tot sedentaire activiteiten (TNO, 2010).

## TIPS

Geniet met mate van producten uit de restgroep!

### 4.9.2 Praktische aanbeveling

☐ *Praktische aanbeveling voor voedingsmiddelen in de restgroep*

Producten van de restgroep leveren vaak veel vetten en/of enkelvoudige suikers zonder of met een lage aanbreng van vitaminen, mineralen of voedingsvezels in verhouding tot hun energieaanbreng. Zij dragen weinig of niet bij tot een adequate voedingsstoffeninname. Indien we deze producten in overmaat gebruiken, wordt de voeding onevenwichtig. Deze producten maken echter ook deel uit van onze eetcultuur. De restgroep geeft voorlichters de mogelijkheid om de totale voeding in beeld te brengen.

De restgroep bevat de volgende soorten producten:
- producten rijk aan suiker zoals suiker, sorbet, zoet broodbeleg, suikersnoep;
- dranken > 5 kcal/100 ml of > 100 mg Na/100 ml zoals alcoholische dranken, frisdranken, energiedranken, bouillon, sportdranken;
- sauzen, bijvoorbeeld: mayonaise, dressing, ketchup, mosterd;
- room en slagroom;
- producten rijk aan vet en/of suiker zoals chocolade, choco, ijsroom, chocomousse, tiramisu, gebak, koek en taart;
- gefrituurde aardappelbereidingen en snacks, bijvoorbeeld: frieten, chips;
- andere producten: sojadranken en sojadesserts zonder calciumverrijking, havermelk, rijstmelk, amandelmelk/drink, hazelnootdrink.

Tabel 4.28: Maximale energie-inname per dag uit de restgroep per leeftijd.

| Leeftijd en gemiddelde energiebehoefte in kcal per dag | Maximale kcal/dag uit de restgroep |
|---|---|
| Jongen, 3 jaar: 1117 kcal | 110 kcal |
| Meisje, 3 jaar: 1035 kcal | 105 kcal |
| Jongen, 6 jaar: 1456 kcal | 145 kcal |
| Meisje, 6 jaar: 1320 kcal | 130 kcal |
| Jongen, 12 jaar: 2316 kcal | 230 kcal |
| Meisje, 12 jaar: 2123 kcal | 210 kcal |
| Jongen, 16 jaar: 3148 kcal | 315 kcal |
| Meisje, 16 jaar: 2478 kcal | 250 kcal |
| Volwassen man: 2500 kcal | 250 kcal |
| Volwassen vrouw: 2000 kcal | 200 kcal |
| Ouderen, man: 2050-2200 kcal | 220 kcal |
| Ouderen, vrouw: 1850 kcal | 185 kcal |
| Gemiddeld vanaf 15 jaar: | 250 kcal |

Bron: energiebehoefte/leeftijd: Hoge Gezondheidsraad (2009 en 2003). Voedingsaanbevelingen voor België. Herziening 2009, HGR, nr. 8309. Te raadplegen op www.hgr-css.be.

Tot 2010 waren er geen verdere criteria opgesteld om binnen de restgroep een keuze te maken. Om de restgroep beter te kwantificeren werd tijdens de Gezondheidsconferentie van 2008 de norm voor de restgroep vastgelegd voor volwassenen. Het streefcijfer is om dagelijks gemiddeld maximaal 250 kcal uit de restgroep op te nemen. Deze regel is gebaseerd op de 10% energieregel en berekeningen waarbij de gemiddelde energiebehoefte van de man als bovengrens werd gesteld (Gezondheidsconferentie, 2008). De keuze die men maakt van producten uit de restgroep, is vrij. In tabel 4.28 wordt een overzicht gegeven van de maximale inname in kcal/dag uit de restgroep per leeftijdsklasse. De getallen werden afgerond tot een geheel getal.

In 2011 werden voor de restgroep criteria opgesteld om producten in te delen in producten van eerste of tweede keuze. Voor koeken werd een categorie derdekeuzeproducten toegevoegd. Bij de andere groepen van de actieve voedingsdriehoek is de indeling 'kies bij voorkeur', 'kies als middenweg' en 'behoort tot de restgroep'. De term 'kies bij voorkeur' is hier niet geschikt omdat we spreken over producten uit de restgroep.

## TIPS

Haal dagelijks niet meer dan 250 kcal uit de restgroepproducten.

☐ *Praktische aanbevelingen betreffende sedentair gedrag*

Sedentaire activiteiten zoals beeldschermactiviteiten worden in de restgroep geplaatst. Ook al is iemand heel actief, periodes van te lang stil zitten of naar een scherm kijken moeten in het algemeen vermeden worden.

Voor volwassenen (> 18 jaar) wordt aanbevolen om langdurig zitten bovendien om de 20 minuten tot het half uur te onderbreken, bijvoorbeeld door even recht te staan, een glas water te halen of een bewegingstussendoortje in te lassen: even de armen omhoog strekken of een kleine oefening doen.

Peuters en kleuters (1-6 jaar) moeten langdurige periodes van sedentair gedrag beperken (slapen niet inbegrepen). Er wordt afgeraden om peuters jonger dan twee jaar televisie of beeldscherm te laten kijken. (Canadian Society for Exercise Physiology, 2011; Commonwealth of Australia, 2004; Owen et al, 2011)

Voor kinderen en jongeren (6-18 jaar) is er een specifieke aanbeveling over sedentair gedrag: besteed maximaal twee uur per dag aan beeldschermactiviteiten (televisie, dvdkijken, computeren, ...) in de vrije tijd.

### 4.9.3 Indelingscriteria voor producten van eerstekeuze, tweedekeuze en derdekeuze uit de restgroep

☐ *Zoet broodbeleg*

De indeling in zoet broodbeleg van eerste en tweedekeuze gebeurt op basis van het vetgehalte. Hierbij wordt geen rekening gehouden met de vetzuursamenstelling. Producten met meer dan 1% totaal vet zijn tweedekeuzeproducten.

- zoet broodbeleg van eerste keuze: producten rijk aan suiker maar arm aan vet (< 1% vet), bijvoorbeeld: confituur, stroop, honing;
- zoet broodbeleg van tweede keuze: producten rijk aan vet en suiker, bijvoorbeeld: choco, speculaaspasta, pindakaas.

Met het oog op een evenwichtige voeding heeft het gebruik van zowel zoet broodbeleg als hartig broodbeleg tijdens dezelfde maaltijd voordelen. Honger wordt sneller gestild en de verzadiging na de maaltijd duurt langer. Verder is het belangrijk dat in een evenwichtige voeding een gedeelte zoet broodbeleg wordt gebruikt omdat hierdoor de hoeveelheid kaas en vleeswaren in de voeding beperkt kan blijven tot de gemiddelde aanbeveling. Zoet broodbeleg van eerste keuze, zoals confituur, stroop en honing, past in een evenwichtige voeding; de voorkeur gaat uit naar zoet broodbeleg in de vorm van vers fruit uit de fruitgroep, bijvoorbeeld: banaan, aardbeien, kiwi of perzik.

☐ *Koeken*

Alle koeken, ongeacht hun voedingswaarde, worden opgenomen in de restgroep. Om een betere keuze te maken tussen soorten koeken is een indeling gemaakt voor koeken in drie categorieën: eerstekeuze, tweedekeuze en derdekeuze. De indeling is gebaseerd op vier criteria: energie/portie, totaal vet, vezels en natrium per 100 g. Tabel 4.29 somt de criteria op met enkele voorbeelden.

Tabel 4.29: Koeken ingedeeld in eerstekeuze, tweedekeuze en derdekeuze op basis van de voedingswaarde.

| Eerstekeuze | Tweedekeuze | Derdekeuze |
|---|---|---|
| Max. 150 kcal per portie*<br>en<br>Max. 15 g vet per 100 g<br>en<br>Min. 2 g vezels per 100 g<br>en<br>Max. 400 mg Na per 100 g | Max. 200 kcal per portie<br>en<br>Max. 20 g vet per 100 g<br>en<br>Min. 1 g vezels per 100 g<br>en<br>Max. 600 mg Na per 100 g en | Meer dan 200 kcal per portie<br>of<br>Meer dan 20 g vet per 100 g<br>of<br>Minder dan 1 g vezels per 100 g<br>of<br>Meer dan 600 mg Na per 100 g |
| Bijvoorbeeld: peperkoek, rijstwafels, sommige granenkoeken, sommige droge koeken | Bijvoorbeeld: speculaas, bepaalde granenkoeken, bepaalde mueslirepen, sommige droge koeken, boudoirs | Bijvoorbeeld: chocoladekoeken, koffiekoeken, gevulde koekjes, cake, wafel |

* portie volgens de verpakkingswijze, bijvoorbeeld: één pakje met twee koeken of de aanbevolen verstrekkingseenheid voor het product.

Een koek als tussendoortje? De ideale energie-inname uit een tussendoortje ligt tussen 100 en 150 kcal. Koeken met maximaal 150 kcal per portie zijn tussendoortjes die ter afwisseling naast vers fruit, yoghurt of een boterham in de voeding kunnen worden genomen.

☐ *Dranken*

De restgroep bevat dranken (zie tabel 4.30) met meer dan 5 kcal per 100 ml, uitgezonderd fruitsap (fruitgroep), melkdranken (groep melkproducten en calciumverrijkte sojaproducten) en groentesap en groentesoep (groentegroep). De dranken in de restgroep worden verder onderverdeeld volgens het gehalte aan energie en natrium.

Tabel 4.30: Indelingscriteria voor dranken behorende tot de restgroep.

| Dranken in de restgroep | Indelingscriteria voor dranken in de restgroep | Voorbeelden |
|---|---|---|
| Eerste keuze | 5-35 kcal<br>Meer dan 100 mg Na/100 ml | Isotone sportdranken<br>Frisdranken tussen 6 en 35 kcal/100 ml, bv. frisdranken gedeeltelijk gezoet met suiker en zoetmiddelen<br>Bouillon met meer dan 100 mg Na/100 ml<br>Kant-en-klare koffie met toegevoegde suiker, ... |
| Tweede keuze | Meer dan 35 kcal/100ml<br>Meer dan 100 mg Na/100 ml | Frisdranken > 35 kcal/100 ml<br>Alcoholische dranken<br>Energiedranken<br>Dranken op basis van granen, bv. rijstdranken, haverdranken |

| Dranken in de restgroep | Indelingscriteria voor dranken in de restgroep | Voorbeelden |
|---|---|---|
| Opmerking | Energiedranken met minder dan 5 kcal, met oppeppende stoffen | Energiedranken light |

☐ *Sauzen, room, slagroom*

Alle sauzen, ongeacht de samenstelling, worden in de restgroep geplaatst. Er worden geen indelingscriteria gemaakt om sauzen in te delen in producten van eerste en tweedekeuze. Sauzen met mate gebruiken binnen de energienorm van de restgroep is aan te raden. Tabel 4.31 geeft van enkele soorten koude sauzen het gehalte weer aan kcal, vet en natrium per 100 gram saus.

Tabel 4.31: Energie-, vet- en natriumgehalte van enkele soorten koude sauzen.

| Product | Energie in kcal/100 g | Totaal vet per 100 g | Totaal natrium per 100 g |
|---|---|---|---|
| Pickels | 29 | 0,5 g | 1050 mg |
| Ketchup | 101 | 0,4 g | 1174 mg |
| Mosterd | 120 | 9,1 g | 2189 mg |
| Dressing extra light | 141 | 10,0 g | 730 mg |
| Room, 20% vet | 212 | 20,2 g | 35 mg |
| Vinaigrette light | 253 | 25,9 g | 869 mg |
| Dressing met yoghurt | 245 | 26,0 g | 420 mg |
| Mayonaise light | 336 | 32,1 g | 730 mg |
| Dressing | 355 | 35,0 g | 450 mg |
| Vinaigrette (met kruiden) | 451 | 49,0 g | 1812 mg |
| Mayonaise | 738 | 81,1 g | 324 mg |

Bron: Nubel, Belgische voedingsmiddelentabel, 2009, Nubel Merknamentabel of productinformatie.

### 4.9.4 Andere producten in de restgroep

Producten zoals gefrituurde aardappelgerechten (frieten, kroketten, ...), gebak, taart, chips, croissants, room, roomijs, suikersnoep, sojadessert zonder toegevoegd calcium zijn eveneens restgroepproducten. Hiervoor werden geen verdere indelingscriteria binnen de restgroep gemaakt.

## 4.10 OVERZICHTSTABEL AANBEVELINGEN PER LEEFTIJDSGROEP* (AANBEVELINGEN ZIJN PER DAG, TENZIJ ANDERS AANGEGEVEN)

| | Peuter (1,5-3 jaar) | Kleuter (3-6 jaar) | 6-11 jaar | 12-18 jaar | 19-59 jaar | 60+ |
|---|---|---|---|---|---|---|
| Lichaamsbeweging | minstens 60 minuten matig intensief bewegen of drie uur (ook licht intensief) bewegen | minstens 60 minuten matig intensief bewegen of drie uur (ook licht intensief) bewegen | minstens 60 minuten matig tot intensief | minstens 60 minuten matig tot intensief | minstens 30 minuten matig intensief OF 10.000 stappen OF minstens 3 keer 20 minuten intensief per week | minstens 30 minuten matig intensief OF 8000 stappen OF minstens 3 keer 20 minuten intensief per week |
| Water | 0,5 liter | 0,5-1 liter | 1,5 liter | 1,5 liter | 1,5 liter | 1,5 liter |
| Graanproducten en aardappelen<br>*Brood (bruin)* 1 snede = 30-35 g<br>*Aardappelen* (gekookt, 50-70 g) | 1-3 sneden<br>1-2 stuks<br>(50-100 g) | 3-5 sneden<br>1-4 stuks<br>(50-200 g) | 5-9 sneden<br>3-4 stuks<br>(210-280 g) | 7-12 sneden<br>3,5-5 stuks<br>(245-350 g) | 7-12 sneden<br>3-5 stuks<br>(210-350 g) | 5-9 sneden<br>3-4 stuks<br>(210-280 g) |
| Groenten | 1-2 groentelepels (50-100 g) | 2-3 groentelepels (100-150 g) | 250-300 g | 300 g | 300 g | 300 g |
| Fruit, vers | 1-2 stuks (100-200 g) | 1-2 stuks (100-200 g) | 2 stuks (250 g) | 3 stuks (375 g) | 2 stuks (250 g) | 2-3 stuks (250-375 g) |
| Melkproducten en calciumverrijkte sojaproducten<br>Melk, halfvol<br>Kaas, mager | Groeimelk / Volle melk<br>350-500 ml<br>10 g of ½ sneetje | Volle melk tot 4 jaar, daarna halfvolle melk<br>350-500 ml<br>10-20 g of ½-1 sneetje | 450 ml = 3 glazen van 150 ml<br>20 g of 1 sneetje | 600 ml = 4 glazen van 150 ml<br>20-40 g of 1-2 sneetjes | 450 ml = 3 glazen van 150 ml<br>20 g of 1 sneetje | 600 ml = 4 glazen van 150 ml<br>20-40 g of 1-2 sneetjes |
| Vlees, vis, eieren en vervangproducten<br>Vlees(waren), gevogelte, vis (rauw gewogen)<br>Vleesvervanger (tofu, tempé, mycoproteïne, seitan)<br>OF ei<br>OF peulvruchten (droog gewogen)<br>OF peulvruchten (gaar gewogen)<br>OF mycoproteïne<br>OF aanvullende notenpasta of -moes | 25-50 g (rauw gewogen)<br>1 per week<br>1 eetlepel (15 g)<br>3 eetlepels (50g)<br>50 g (gaar)<br>2 x 15 gram | 50-75 g (rauw gewogen)<br>1 per week<br>2 eetlepels (30 g)<br>6 eetlepels (100g)<br>100 g (gaar)<br>2 x 15 gram | 75 tot 100 g (bereid gewogen) | 100 g (bereid gewogen) | 100 g (bereid gewogen) | 100 g (bereid gewogen) |
| Smeer- en bereidingsvet<br>Smeervet<br>Bereidingsvet | 5 g per sneetje<br>Max. 15 g | 5 g per sneetje<br>Max. 15 g | 5 g per sneetje<br>Max. 15 g | 5 g per sneetje<br>Max. 15 g | 5 g per sneetje<br>Max. 15 g | 5 g per sneetje<br>Max. 15 g |
| Restgroep:<br>– Voedingsmiddelen<br>– Sedentair gedrag: zitten en beeldschermactiviteiten | Niet nodig<br>Max. 10 en%<br>Beperken, beeldschermtijd bij kinderen jonger dan 2 jaar wordt afgeraden | Niet nodig<br>Max. 10 en%<br>Beperken en regelmatig onderbreken | Niet nodig<br>Max. 10 en%<br>Beperken en regelmatig onderbreken. Maximaal twee uur per dag beeldscherm-activiteiten in de vrije tijd. | Niet nodig<br>Max. 10 en%<br>Beperken en regelmatig onderbreken. Maximaal twee uur per dag beeldscherm-activiteiten in de vrije tijd. | Niet nodig<br>Max. 10 en%<br>Beperken en regelmatig onderbreken | Niet nodig<br>Max. 10 en%<br>Beperken en regelmatig onderbreken |

* Aanbevelingen peuters en kleuters: Kind & Gezin

Bron: De actieve voedingsdriehoek, VIGeZ: www.vigez.be/voeding

☐ *Verstrekkingseenheden*

1 snede bruin brood (groot, vierkant brood) = 30-35 g; 1 aardappel = 50 g (voor peuters en kleuters) – 70 g (vanaf de leeftijd van 6 jaar); 1 snede kaas = 20 g; 1 stuk fruit = 125 g; 1 groentelepel = 50 g; 1 eetlepel groenten = 25 g; een mespunt smeervet voor 1 snede brood = 5 g; 1 eetlepel bereidingsvet = 10-15 g; 1 glas melk = 150 ml.

## 4.11 OVERZICHTSTABEL INDELINGSCRITERIA IN DE CATEGORIEËN 'KIES BIJ VOORKEUR', 'KIES ALS MIDDENWEG' EN 'BEHOORT TOT DE RESTGROEP' PER GROEP VAN DE ACTIEVE VOEDINGSDRIEHOEK

| Groep | | Kies bij voorkeur | Kies als middenweg | Behoort tot de restgroep |
|---|---|---|---|---|
| **Lichaams-beweging** | | | | |
| **Water** | | Water zonder toevoegingen en max. 20 mg Na/100 ml | Max. 5 kcal/100 ml en max. 100 mg Na/100 ml | > 5 kcal/100 ml of meer dan 100 mg Na/100 ml en energiedranken (ook light) |
| **Graanproducten en aardappelen** | | ≥ 1,5 g vezels/100 kcal en ≤ 30 en% vet | <1,5 g vezels/100 kcal en ≤ 30 en% vet | > 30 en% vet |
| **Groenten** | | ≤ 30 en% vet en zonder toegevoegd zout<br><br>Soep: minimum 40 g groenten per 100 ml soep en maximaal 200 mg Na/100 ml | > 30 en% vet zonder of met toegevoegd zout<br>≤ 30 en% met toegevoegd zout<br><br>Soep: 20-39 g groenten per 100 ml of met toegevoegd zout | <br><br>Soep: minder dan 20 g groenten per 100 ml soep |
| **Fruit** | | ≥ 1,5 g vezels/100 kcal en zonder toegevoegde suiker<br><br>Uitzondering: gedroogd fruit | < 1,5 g vezels/100 kcal of met toegevoegde suiker | |

| Groep | | Kies bij voorkeur | Kies als middenweg | Behoort tot de restgroep |
|---|---|---|---|---|
| **Melkproducten en calciumverrijkte sojaproducten** | **Melkproducten en plattekaas** | bron van eiwitten met hoge BW<br>≥ 75 mg calcium/100 g<br>en ≤ 30 energie% vet, zonder toegevoegde suiker of zoetmiddelen | bron van eiwitten met hoge BW<br>≥ 75 mg calcium/100 g<br>en ≤ 30 energie% vet met toegevoegde suiker of zoetmiddelen of > 30 energie% vet zonder toegevoegde suiker of zoetmiddelen | < 75 mg calcium/100 g en/of > 30 energie% vet met toegevoegde suiker of zoetmiddelen |
| | **Harde kaas** | ≥ 75 mg calcium/100 g<br>en<br>≤ 20 gram (totaal) vet per 100 g kaas | ≥ 75 mg calcium/100 g<br>en<br>> 20 gram (totaal) vet per 100 g kaas | |
| **Vlees, vis, eieren en vervang-producten** | **Vers vlees** | Max. 10% vet en zonder toegevoegd zout | > 10% vet of toegevoegd zout, orgaanvlees | |
| | **Bereide vleeswaren en vleesbereidingen** | max. 15% vet en max. 1000 mg Na/100 g | > 15% vet of > 1000 mg Na/100 g | |
| | **Vis, schaal- en schelpdieren** | max. 500 mg Na/100 g en zonder toevoeging van vet, saus of gepaneerd | > 500 mg Na/100 g of met toevoegingen van vet, saus of gepaneerd | |
| | **Eieren, noten en zaden** | geen criteria, max. 3 eieren per week<br><br>max. 25 g noten en zaden per dag | | |
| | **Vervangproducten** | max. 10% vet en zonder toegevoegd zout | > 10% vet of toegevoegd zout | |
| **Smeer- en bereidingsvet** | | Max. 1/3 verzadigde vetzuren ten opzichte van totaal vet per 100 g | Meer dan 1/3 verzadigde vetzuren ten opzichte van totaal vet per 100 g | Producten die niet strikt onder de benaming smeer- en bereidingsvet vallen zoals koude en warme geëmulgeerde sauzen |
| **Restgroep** | **Max. 10 energie%** | | | |

# 5. DE ACTIEVE VOEDINGSDRIEHOEK UITGEDRUKT IN MAALTIJDEN

Regelmaat in de voeding is belangrijk. Vandaar de aanbeveling om drie hoofdmaaltijden en twee tot maximaal drie tussendoortjes per dag te nemen. We starten de dag met een uitgebalanceerd ontbijt, nemen 's middags de tweede en 's avonds de derde hoofdmaaltijd. Gezonde tussendoortjes leveren maximaal 150 kcal en zijn niet steeds nodig. Kinderen en jongeren zullen sneller behoefte hebben aan tussendoortjes dan volwassenen. Ook de tijd tussen twee hoofdmaaltijden bepaalt de behoefte aan tussendoortjes.

Een hoofdmaaltijd kan een broodmaaltijd of een warme maaltijd zijn. In beide gevallen put ons lichaam er werkenergie en voedingsstoffen uit. Een gezonde hoofdmaaltijd is niet te zwaar en niet te vetrijk. Wie een te zware en vetrijke maaltijd eet, voelt zich na het eten eerder loom, is minder alert en energiek en bijgevolg ook minder productief of kan zich minder goed concentreren. Een evenwichtige maaltijd voorkomt bovendien dat we naar vette of suikerrijke tussendoortjes grijpen.

In dit hoofdstuk bespreken we de theoretische en praktische aanbevelingen voor de drie hoofdmaaltijden, tussendoortjes en dranken.

## 5.1 ENERGIEVERDELING OVER DE DAG

De dagelijkse behoefte aan energie wordt verdeeld over drie hoofdmaaltijden en maximaal twee tot drie tussendoortjes. Water drinken tussendoor kan altijd.
Ideaal bevat het ontbijt 25 en%, de tweede broodmaaltijd 30 en% en de warme maaltijd 30 tot 35 en%. Met deze verdeling is er nog ruimte voor 10 à 15 en% aan tussendoortjes. Wie geen tussendoortjes eet, telt maximaal 5 en% bij de voorgaande hoofdmaaltijd. Tabel 5.1 geeft de ideale energieverdeling over de dag weer per leeftijdsgroep.

Tabel 5.1: Ideale energieverdeling over de dag per maaltijd voor de verschillende leeftijdsgroep

| Eetmoment | Kleuters | Kinderen 6-11 jaar | Jongeren: 12-18 jaar | Volwassenen 19-59 jaar | Ouderen |
|---|---|---|---|---|---|
| Energiebehoefte/dag (gemiddeld) | 1635 kcal | 2000 kcal (spreiding tussen 1770-2200 kcal) | 2540 kcal (spreiding tussen 2090-2820 kcal) | Vrouw: 2000 kcal Man: 2500 kcal | 2000 kcal |
| Ontbijt: 25 energie% | 400 kcal | 500 kcal | 625 kcal | Vrouw: 500 kcal man: 625 kcal | 500 kcal |
| Tweedebroodmaaltijd: 30 energie% | 490 kcal | 600 kcal | 750 kcal | Vrouw: 600 kcal man: 750 kcal | 600 kcal |
| Warme maaltijd: 30-35 energie% | 490-575 kcal | 600-700 kcal | 750-875 kcal | Vrouw: 600-700 kcal man: 750-875 kcal | 600-700 kcal |

| Eetmoment | Kleuters | Kinderen 6-11 jaar | Jongeren: 12-18 jaar | Volwassenen 19-59 jaar | Ouderen |
|---|---|---|---|---|---|
| Tussendoortjes: in totaal max. 15 energie% | 245 kcal | 300 kcal | 375 kcal | Vrouw: 300 kcal man: 375 kcal | 300 kcal |

Bron: aanbeveling energiebehoefte per dag, HGR (2009).

## 5.2 ONTBIJT

### 5.2.1 Belang van een ontbijt

Laat opstaan, geen zin om te eten, denken te vermageren door een maaltijd over te slaan, de tijd niet nemen om te eten, ... Het zijn slechte redenen om een goed samengesteld ontbijt achterwege te laten.

Bij het ontwaken zijn er acht tot twaalf uren verstreken na de laatste maaltijd. Het ontbijt vult de energievoorraad weer aan. Het ontbijt moet ons 25% van de benodigde dagenergie leveren (zie tabel 5.2). Een flink ontbijt is noodzakelijk om gedurende de voormiddag een maximaal prestatievermogen te garanderen, zowel op intellectueel als op lichamelijk vlak. Door het weglaten van het ontbijt ontstaat er dikwijls een appelflauwte in de voormiddag en vaak wordt dan gekozen voor energierijke (vet- en/of suikerrijke) tussendoortjes. Het gevolg daarvan kan zijn dat men bij de volgende hoofdmaaltijd geen honger heeft, om daarna weer naar een vet of suikerrijk tussendoortje te grijpen. Of als de persoon wel normaal blijft eten bij de hoofdmaaltijden, kan dat leiden tot een energieoverschot met op termijn mogelijk overgewicht tot gevolg. Een cirkel die doorbroken kan worden door volwaardig te ontbijten.

Personen die geen of een onvolwaardig ontbijt nemen, hebben doorgaans meer last van concentratiestoornissen en presteren minder goed. Personen die een volwaardig ontbijt nemen, hebben een betere globale voedingsstoffeninname dan personen die niet of minderwaardig ontbijten. Iemand met goede ontbijtgewoonten neemt in het algemeen meer micronutriënten zoals ijzer en calcium in en eet meer van de belangrijke voedingsgroepen (groenten, fruit, zuivel, graanproducten) dan iemand met slechte ontbijtgewoonten. Een hypothese hierbij is dat personen die geen ontbijt nemen, meer energie halen uit tussendoortjes die vanuit nutritioneel oogpunt veel minder interessant zijn (De Henauw et al., 1998). De beste ontbijters zijn personen tussen 60 en 74 jaar: 89% van hen ontbijt minstens vijf keer per week. Het laagst scoren de 19- tot 29-jarigen, die voor 64% minstens vijf keer per week ontbijten (VCP, 2004).

### 5.2.2 Samenstelling van een volwaardig ontbijt

Een volwaardig ontbijt is een bron van meervoudige koolhydraten en is arm aan vet. Verder bevat het ontbijt een combinatie van eiwitten en ook wat enkelvoudige suikers. Deze combinatie zorgt er immers voor dat we snel energie hebben na onze nachtrust (suikers) en tegelijk voldoende energie hebben om onze voormiddag (zetmeel en eiwitten) door te komen. Een ontbijt kan bestaan uit graanproducten (bij voorkeur bruin brood of volkorengranen), vers fruit en melk of alternatieven zoals yoghurt.

Theoretische aanbevelingen:

- 25% van de totale dagelijkse energiebehoefte;
- maximaal 35 energie% totaal vet;
- 55 energie% totaal koolhydraten, matig het gebruik van enkelvoudige suikers;
- 15 energie% eiwitten;
- voldoende voedingsvezels, vitaminen, mineralen en water.

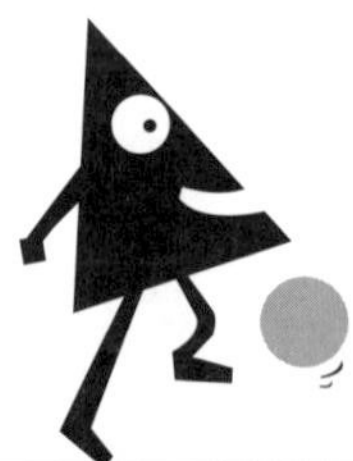

Tabel 5.2: Overzicht behoefte aan energie, eiwitten, vetten en koolhydraten bij het ontbijt, per leeftijd.

| Ontbijt 25 energie% | Energie (kcal) | Energie (kJ) | Eiwitten (g) 10-15 energie% | Vetten (g) 35 energie% | Koolhydraten (g) 50 energie% |
|---|---|---|---|---|---|
| Kleuters (3-6 jaar) | 400 | 1676 | 10-15 | 15,5 | 50 |
| Kinderen (6-11 jaar) | 500 | 2095 | 12,5-18,7 | 19,4 | 62,5 |
| Jongeren (12 en 18 jaar) | 625 | 2619 | 15,6-23,5 | 24,3 | 78 |
| Volwassenen en ouderen | 500-625 | 2095-2619 | 12,5-23,5 | 19,4-24,3 | 62,5-78 |

Bron: berekening op basis van HGR (2009), aanbevelingen voor energie.

### 5.2.3 Het ontbijt in de praktijk

De verschillende voedingsgroepen in een ontbijt zijn water, graanproducten, smeervet, melkproducten en calciumverrijkte sojaproducten, fruit en de restgroep (zoet broodbeleg) met mate. In tabel 5.3 komen meerdere variatiemogelijkheden uit elk van de groepen aan bod.

Een goede keuze is om het ontbijt te starten met een glas water. Koffie en thee zijn klassiekers en passen als variatie. Als graanproduct (brood, ontbijtgranen) gaat de voorkeur naar volkorenproducten zoals bruin of grijs brood en ongesuikerde ontbijtgranen. Het brood wordt het best besmeerd met een zachte margarine of minarine die rijk is aan onverzadigde vetzuren en ook zorgt voor de aanbreng van essentiële vetzuren.

Als broodbeleg gaat de voorkeur voor hartig en zoet beleg. Zoet maar vetarm broodbeleg uit de restgroep past in een evenwichtig ontbijt, al heeft vers fruit als zoet beleg de absolute voorkeur.
Melk is een ideale drank bij het ontbijt en melkproducten zoals plattekaas, magere harde kaas en yoghurt of calciumverrijkte sojaproducten passen in een dagelijks evenwichtig ontbijt. Voor fruit gaat de voorkeur naar vers fruit.

Tabel 5.3: Overzicht van de samenstelling van het ontbijt per voedingsgroep.

| Basis voedingsmiddel | Variatiemogelijkheden |
|---|---|
| **Water** | Water kan van 's morgens vroeg bij het ontbijt. Wie last heeft van een moeilijke stoelgang, kan het best voor het ontbijt een glas lauw water drinken. |
| Brood en/of ontbijtgranen<br>Hoeveel?<br>Afhankelijk van de energiebehoefte. | Volle graanproducten zoals bruin brood hebben de voorkeur. Bij ontbijtgranen valt de keuze op ongesuikerde muesli of ontbijtgranen zonder of met maar weinig toegevoegde suiker, het best in volkorenvorm.<br><br>VOORKEUR:<br>• brood: tarwe-, volkoren-, rogge-, meergranenbrood<br>• volkorenbeschuit, cracker, ...<br>• ongesuikerde (volkoren) ontbijtgranen<br>• muesli, havermout<br><br>GEBRUIK MET MATE (in hoeveelheid en frequentie):<br>• Matig het gebruik en de frequentie van producten uit de restgroep zoals croissants en koffiekoeken. Eén croissant bevat evenveel energie als drie sneden brood.<br>• Matig het gebruik van sandwiches of pistolets. Eén sandwich of pistolet = twee sneden brood. |
| Smeervet<br>Hoeveel? matig smeren = 5 g smeervet/snede brood | • Margarine of minarine rijk aan onverzadigde vetzuren |
| Broodbeleg<br>Voorkeur: de helft van het aantal sneden beleggen met een hartig beleg en de andere helft met een zoet beleg.<br>Gebruik voor een dubbele boterham slechts enkel beleg. | ZOET BELEG:<br>• Vers fruit heeft de voorkeur boven ander zoet beleg zoals confituur of choco. Fruit laat zich ook goed combineren met bijvoorbeeld plattekaas, ham of kippenwit. Bv. plattekaas met aardbeien in het seizoen, schijfjes banaan, appelmoes, abrikozenmoes, perzik of kiwi samen met kippenwit, ...<br>• Zoet en vetarm: zoet beleg is het best vetarm, bv. confituur, stroop, honing, peperkoek. Ze zijn rijk aan suikers maar bevatten geen vetten. Hierdoor zijn ze relatief arm aan energie en passen ze in een evenwichtige voeding.<br>• Zoet en rijk aan vetten: zoet broodbeleg dat tevens rijk is aan vetten, kan af en toe, maar matig de hoeveelheid en eet dit niet elke dag, bv. choco, chocolade, chocoladehagelslag, speculaas, speculaaspasta.<br><br>HARTIG BELEG:<br>• Kaas, eieren en vleeswaren zijn goede voorbeelden van hartig beleg. Magere soorten kaas en vleeswaren hebben de voorkeur. |

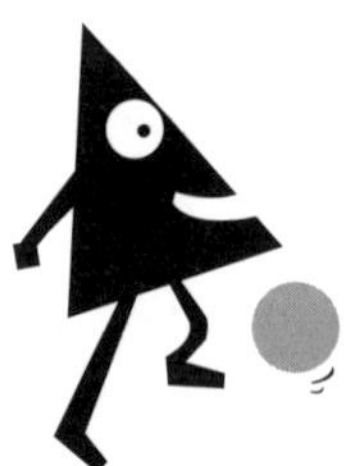

| Basis voedingsmiddel | Variatiemogelijkheden |
|---|---|
| Melkproducten of calciumverrijkte sojaproducten<br>Kinderen jonger dan 3 jaar: groeimelk zonder toegevoegde suiker en aroma's en/of aangevuld met volle melk<br>Kinderen van 3 tot 4 jaar: volle melk<br>Vanaf 4 jaar: halfvolle melk | Magere melk, halfvolle melk of karnemelk is de ideale drank bij het ontbijt. Samen met een glaasje water vooraf of erna. Wie geen melk lust of mag drinken, kan ook gebruik maken van calciumverrijkte sojaproducten of yoghurt.<br><br>Waarop letten? Melkproducten waaraan extra suiker is toegevoegd, met mate en niet elke dag gebruiken.<br><br>Wie in plaats van melk graag een potje yoghurt eet, voldoet ook aan de aanbeveling voor melk. Samen met vers fruit geeft dit extra smaak. |
| Fruit | Bij voorkeur vers fruit. |
| Drank | Water, koffie, thee, melk (magere of halfvolle). |

### 5.2.4 Veelgestelde vragen

☐ *Waarom moet ik ontbijten?*

Na acht uur slapen heeft het lichaam energie nodig om de dag te beginnen. De dag starten met een goed ontbijt is dan ook wenselijk. Een goede eetstructuur begint bij het ontbijt en helpt hierdoor ook het behoud van een gezond gewicht.

☐ *Wat als ontbijten moeilijk ligt?*

Een snel en gemakkelijk ontbijt kan bestaan uit ontbijtgranen, melk of calciumverrijkte sojadrank en fruit. Een alternatief voor snelle ontbijters: een milkshake van fruit en melk. Vul na een uurtje of in de voormiddag aan met bijvoorbeeld een boterham met beleg, een stuk fruit of een yoghurtdrankje.
Geen tijd? Maak dan de avond voordien een ontbijtpakket, bewaar het in de ijskast en neem dit mee naar school of werk.
Geen honger 's ochtends? Eet 's avonds na de avondmaaltijd nog maximaal een kleine lichte snack zoals een potje yoghurt met vers fruit, een pudding, wat crackers, ... Dat bevordert de eetlust 's ochtends. Eet vooral niet te zwaar 's avonds en neem al snackend in de loop van de avond niet te veel energie op.

## 5.3 TWEEDE BROODMAALTIJD/KOUDE MAALTIJD

### 5.3.1 Theoretische voedingsaanbeveling voor een broodmaaltijd of koude maaltijd

De tweede broodmaaltijd kan afhankelijk van dagactiviteiten 's avonds of 's middags genomen worden. Deze maaltijd levert ongeveer 30% van de behoefte aan energie per dag (zie tabel 5.4). In de praktijk betekent dit voor vrouwen 600 kcal en voor mannen ongeveer 750 kcal, voor kinderen tussen 400 en 750 kcal, afhankelijk van de leeftijd. De samenstelling van de tweede broodmaaltijd is vergelijkbaar met een ontbijt. Maar deze maaltijd geeft wel vaak de kans om er groenten bij te eten, hetzij in de vorm van een stevige groentesoep, hetzij als wat extra beleg of een slaatje.

Theoretische aanbevelingen:

- 30% van de totale dagelijkse behoefte aan energie;
- maximaal 35 energie% vetten;
- 55 energie% koolhydraten;
- 15 energie% eiwitten;
- voldoende voedingsvezels, vitaminen, mineralen en water.

Tabel 5.4: Overzicht behoefte aan energie, eiwitten, vetten en koolhydraten bij een tweede broodmaaltijd/koude maaltijd, per leeftijd.

| Tweede broodmaaltijd/ koude maaltijd 30 energie% | Energie (kcal) | Energie (kJ) | Eiwitten (g) 10-15 energie% | Vetten (g) 35 energie% | Koolhydraten (g) 50 energie% |
|---|---|---|---|---|---|
| Kleuters (3-6 jaar) | 490 | 2053 | 12-18 | 19 | 61 |
| Kinderen (6-11 jaar) | 600 | 2514 | 15-22 | 23 | 75 |
| Jongeren (12-18 jaar) | 750 | 3142 | 19-28 | 29 | 94 |
| Volwassenen en ouderen | 600-750 | 2514-3142 | 15-28 | 23-29 | 82-94 |

Bron: berekening op basis van HGR (2009), aanbevelingen voor energie.

### 5.3.2 Praktische voedingsaanbevelingen

De praktische aanbevelingen voor de tweede broodmaaltijd zijn sterk vergelijkbaar met de aanbeveling voor een ontbijt. Zorg voor maal-'tijd'.

Brood of ontbijtgranen:

- Graanproducten (brood, ontbijtgranen): kies voor de ongesuikerde volkorenvormen, deze zijn een bron van meervoudige koolhydraten, plantaardige eiwitten, ijzer, voedingsvezels en vitaminen B;
- Smeervet: smeer matig met smeervet rijk aan onverzadigde vetzuren.

Beleg (zie ook broodbeleg):

- Kies voor mager beleg en fleur dit, afhankelijk van het seizoen, op met groenten en/of fruit. Beleg het brood ook al eens met vers fruit zoals banaan, aardbeien (in het seizoen) en appel. Wissel zoals bij het ontbijt een boterham met zoet beleg af met een boterham met hartig beleg.
- Kies voor enkel beleg. Hartig beleg is het best mager tot halfvet.
- Voorzie 50 à 100 gram groenten bij de broodmaaltijd. Dat kan de ene dag een stevige groentesoep zijn, de andere dag een rauwkostslaatje of wat restjes van de warme maaltijd van de dag ervoor.

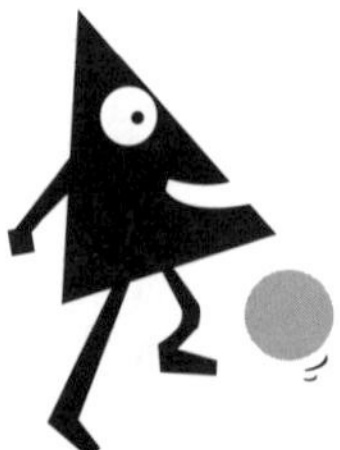

Drank: water of melkproducten:

- Kies voor water of melk bij de broodmaaltijd.
- Varieer met koffie of thee.

Dessert:

- Kies voor een dessert dat de voeding aanvult, een stuk vers fruit, een schaaltje pudding of een potje yoghurt.

## 5.4 BROODBELEG

De dag starten met iets zoets én hartigs is na een nacht slapen ideaal om de energievoorraden weer aan te vullen, maar ook om te voorzien in energie voor de hele voormiddag. Ook bij de tweede broodmaaltijd is zowel wat zoet als hartig beleg een aanrader. In tabel 5.5 wordt een overzicht gegeven van enkele soorten beleg en hun energiegehalte per 100 g en per portie beleg.

Tabel 5.5: Voedingswaarde broodbeleg.

| Broodbeleg | Energie: kcal/100 g | Energie: kcal/standaard per portie van 20 g of anders vermeld |
|---|---|---|
| Plattekaas (mager 0% vet) | 48 | 10 |
| Appelmoes | 77 | 15 |
| Gerookt paardenvlees | 100 | 20 |
| Confituur light | 157 | 31 |
| Kalfsworst | 213 | 42 |
| Confituur | 244 | 51 |
| Magere harde kaas (20+) | 251 | 50 |
| Harde kaas 40+ | 321 | 64 |
| Salami | 352 | 70 |
| Hagelslag | 450 | 67,5 (15g) |
| Fruitcocktail op siroop | 70 | 70 (per 100 gram) |
| Banaan | 83 | 104 (voor 1 banaan, 125 g) |
| Choco met hazelnoten | 530 | 106 |
| Speculaaspasta | 569 | 114 |
| **Rauwkost** (50 g rauwkost + 10 g saus) | | |
| Rauwkost gem. zonder saus | 15 | 7,5 |
| Rauwkost gem. met dressing | 370 | 42,5 |
| Rauwkost + mayonaise | 753 | 81,5 |
| Rauwkost + light mayonaise | 465 | 52,5 |

Bron: voedingswaarde: Nubel (2009).

De voorkeur gaat uit om de helft van het aantal sneden te beleggen met een hartig beleg en de andere sneden met een zoet beleg. Bijvoorbeeld: ontbijt bestaande uit vier boterhammen, waarvan twee belegd met plattekaas en twee belegd met banaan. Enkel beleg is aangewezen.

Bij hartig broodbeleg wordt aanbevolen te kiezen voor magere harde kaas, plattekaas en magere tot halfvette vleeswaren. Verder gaat de voorkeur naar producten met weinig toegevoegd zout. Magere vleeswaren worden gedefinieerd als vleeswaren met minder dan 15 g vet per 100 gram product. Producten met de vermelding worst, paté, salami of spek zijn meestal vette vleesproducten. Indien hierbij 'light' wordt vermeld, zijn het doorgaans halfvette vleesproducten. Producten die vet dooraderd zijn, zoals salami, zijn meestal vette soorten. Wat komkommer, tomaat of een kom stevige groentesoep levert 50 tot 100 gram groenten.

Kies voor brood veeleer dan voor belegde broodjes. Een belegd broodje (stokbrood van 120 g) levert evenveel energie als zes belegde boterhammen. Een belegd stokbrood kan tot 1000 kcal bevatten: een te hoge energie-inname voor de lunch.

## 5.5 DE WARME MAALTIJD

### 5.5.1 Theoretische aanbevelingen

Een warme maaltijd levert 30 tot 35 energie%. Voor een volwassene betekent dit een energiebehoefte van 600 tot maximaal 875 kcal. De warme maaltijd bevat meestal de grootste groente- en vlees- of visportie en is een belangrijke leverancier van vitaminen, mineralen zoals ijzer en voedingsvezels. Tabel 5.6 geeft een overzicht van de behoefte aan energie en macronutriënten voor de warme maaltijd.

Tabel 5.6: Overzicht behoefte aan energie, eiwitten, vetten en koolhydraten bij een warme maaltijd, per leeftijd.

| Warme maaltijd 30 tot 35 energie% | Energie (kcal) | Energie (kJ) | Eiwitten (g) 15 energie% | Vetten (g) 35 energie% | Koolhydraten (g) 50 energie% |
|---|---|---|---|---|---|
| Kleuters (3-6 jaar) | 490-575 | 2053-2409 | 18-22 | 19-22,5 | 61-72 |
| Kinderen (6-11 jaar) | 600-700 | 2514-2933 | 22,5-26 | 23-27 | 75-87 |
| Jongeren (12-18 jaar) | 750-875 | 3142-3666 | 28-33 | 29-34 | 94-120 |
| Volwassenen en ouderen | 600-875 | 2514-3666 | 22-33 | 23-34 | 82-120 |

Bron: berekening op basis van HGR (2009), aanbevelingen voor energie.

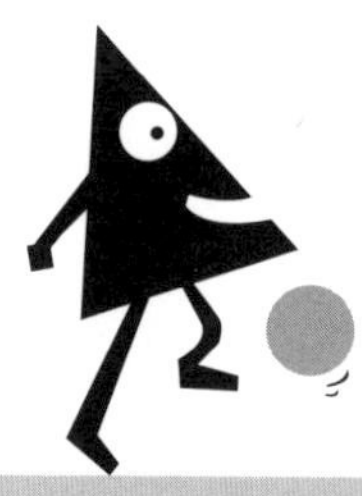

## WEETJE

**Banning formuleerde in 1931 aanbevelingen voor de warme maaltijd. Later werden deze aangepast door Verdonk en medewerkers (Notte, 1997). Hierbij werd gesteld dat 50% van de aanbevolen hoeveelheid eiwit, 33% van de aanbevolen hoeveelheid koolhydraten en 35-40% van de aanbevolen hoeveelheid vetten uit de hoofdmaaltijd moet worden aangebracht. Bij de toepassing van de klassieke energieverdeling van maximaal 15 energie% eiwitten, maximaal 35 energie% vet en minstens 50 energie% koolhydraten komt dit op dezelfde aanbeveling neer.**

### 5.5.2 Praktische aanbevelingen

Een ideaal bord (figuur 5.1) is voor de helft gevuld met groenten en voor een kwart met aardappelen. Het resterende kwart is voldoende voor vis of vlees. In gewicht uitgedrukt is dat 200-250 gram groenten, 200-300 gram aardappelen en 100 gram vlees of vis. Bij de maaltijd is als drank water de beste aanrader.

Figuur 5.1: Het ideale bord.

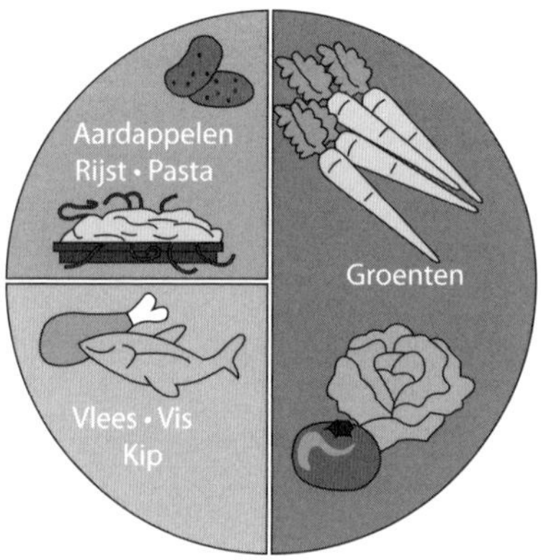


Een warme maaltijd bestaat uit volgende componenten:

- ½ van een bord wordt gevuld met groenten: bereid, rauw of gedeeltelijk in de vorm van soep; in totaal ongeveer 200 gram;
- ¼ van een bord wordt gevuld met aardappelen of een graanproduct (zetmeelcomponent): de voorkeur gaat uit naar gekookte aardappelen, rijst of volkorendeegwaren; vet wordt slechts matig of niet toegevoegd;
- ¼ van een bord wordt gevuld met vlees, vis, eieren of vervangproducten (eiwit- en ijzerbron); magere of halfvette soorten zonder toegevoegd zout hebben de voorkeur; vis heeft ook de voorkeur in vette vorm; 100 gram (bereid gewogen) product is voldoende;
- gebruik per persoon één eetlepel bereidingsvet, dat is ongeveer 15 gram; een product arm aan verzadigde vetzuren en zonder transvetzuren heeft de voorkeur;
- drank: een groentesoep vooraf en water bij het eten is ideaal;
- kies een dessert dat de voeding aanvult, zoals een melkproduct of een stuk vers fruit.

Tabel 5.7: Praktische tips en aanbevelingen voor de warme maaltijd voor een periode van twee weken.

| Voedingsmiddel | 14-daagse frequentie | Omschrijving |
|---|---|---|
| Soep | 14x groentesoep<br>*HOEVEEL?*<br>1 kop van 200 ml of 1 bord van 250 ml | *WAAROM?* Vochtaanbrenger<br>*AANBEVELING:*<br>• flinke portie groenten (400 g groenten per liter), matig gezouten (1 bouillonblokje per 1 liter water), laag vetgehalte (dus geen room toevoegen)<br>• pas op, bouillonblokjes bevatten zeer veel zout (25% zout)<br>• soep kan gebonden worden met aardappelen of vermicelli |
| Graanproducten en aardappelen | 10x gekookte aardappelen<br>2x bruine rijst of volkorendeegwaren of andere granen zoals couscous, bulgur, ...<br>1x puree<br>1x frieten of gebakken aardappelen of kroketten<br><br>HOEVEEL?<br>• aardappelen: 3 tot 5 stuks, ongeveer 200-350 g per persoon<br>• rijst en deegwaren: ± 60 tot 100 g droog gewogen (reken x 3 gekookt gewicht) | WAAROM?<br>Aanbrenger van zetmeel, voedingsvezels, vitaminen en mineralen<br>Kies voor volle graanproducten zoals volkorendeegwaren<br><br>LET OP:<br>Matig de toevoeging van vet aan graanproducten en aardappelen: toevoegingen van ei en boter zijn niet nodig.<br>Weetjes:<br>• 20 g ongekookte pasta of rijst = 1 gekookte aardappel<br>• pasta of rijst bevat geen vitamine C, aardappelen zijn goede vitamine C-aanbrengers. Bij pasta of rijst: voorzie in vitamine C-rijke groenten of fruit in het menu |
| Groenten | 12x (gekookte) groenten (1 portie is 200 tot 250 g)<br>2x rauwkost<br>Optie: 1x fruitmoes<br><br>HOEVEEL?<br>• Verdeel de hoeveelheden over de dag, bv. 200 tot 250 g bij de warme maaltijd en 50 tot 100 g rauwkost bij de broodmaaltijd<br><br>Een stevige groentesoep levert 50 tot 100 g groenten. | WAAROM?<br>Belangrijke leverancier van vitaminen, mineralen, voedingsvezels, water en koolhydraten.<br>LET OP: dit is meer dan een blaadje sla, wat waterkers of een radijsje!<br>Indien er fruitmoes geserveerd wordt bij de warme maaltijd, moeten bij de broodmaaltijd zeker voldoende groenten worden voorzien.<br>Alle dagen groenten voorzien:<br>• dus ook bij frieten, stoverij, vis, ...<br>• peterselie en citroen vervangen geen groenten<br>• champignons en tomaten in sauzen vervangen geen groenteportie. |

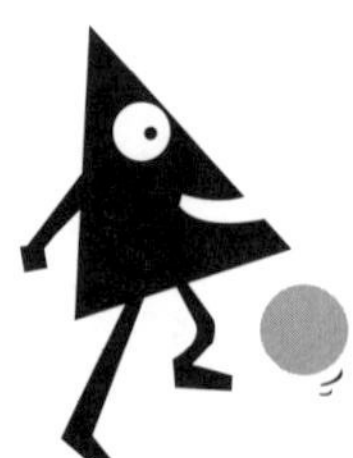

| Voedingsmiddel | 14-daagse frequentie | Omschrijving |
|---|---|---|
| Vlees en vervangproducten | 3 tot 4x vis (mager of vet)<br>6x mager vlees<br>4x halfvet vlees<br>Beperk de hoeveelheid vet vlees tot maximaal 1x per week.<br>Voorzie of vervang vlees 1x per week door een volwaardig vegetarisch alternatief zoals peulvruchten met granen of mycoproteïnen.<br>LET OP: een portie van 100 g vlees per persoon is voldoende. | WAAROM?<br>Bron van dierlijke of plantaardige eiwitten, mineralen zoals ijzer en zink naast vitaminen.<br>AAN TE BEVELEN:<br>Tip: voor 100 g bereid vlees: reken 125 tot 130 g rauw gewogen vlees. |
| Bereidingsvet | 14x olie of zachte margarine of zacht bak- en braadvet (varieer ook in bereidingsvet).<br>Ongeveer 15 g (1 eetlepel) per persoon is voldoende.<br>AAN TE BEVELEN: geef de voorkeur aan olie of margarine rijk aan onverzadigde vetzuren. | WAAROM?<br>Bron van essentiële vetzuren en vetoplosbare vitaminen. Olie bevat vitamine A, bak- en braadvet en margarine bevatten vitamine A en D. Vetten bevatten veel energie, dus 1 eetlepel per persoon is voldoende. Verzadigde vetten kunnen het risico op hart- en vaatziekten verhogen. |
| Nagerecht | 6x fruit<br>6x melknagerecht (o.b.v. magere of halfvolle melk), bv. yoghurt, vla, pudding, ...<br>2x gebak of koek of ijs (maximaal 1x/week) | WAAROM?<br>Een dessert kan een goede aanvulling zijn van de maaltijd (denk maar aan een stuk fruit of een schaaltje pudding). Het dessert hoeft niet steeds onmiddellijk na de maaltijd gegeten te worden maar kan ook als tussendoortje in de loop van de namiddag of avond geconsumeerd worden.<br>Een dessert kan echter ook voor overdaad zorgen: kies voor vetarme desserts zoals fruit en magere of halfvolle melkproducten. Kies maximaal 1 keer per week voor gebak, koek of ijsroom. |
| Drank | Water heeft de voorkeur | WAAROM?<br>Het is belangrijk om dagelijks voldoende vocht in te nemen. Drink bij voorkeur na de maaltijd.<br>Bij voorkeur: mineraalwater of bruisend water.<br>Beperk frisdranken of (tafel) bier: ze werken eetlustremmend. |

Bron: Vanhauwaert, E. (2005) *Stapsgewijs naar een voedingsbeleid op het werk.* VIG, StK, Prevent en Lannoo Campus. Bewerkingen gebaseerd op: Centrum voor Voedings- en Dieetadvies (1999). *Lekker en gezonde menu's voor school en bedrijf.* Vakgroep Inwendige Ziekten, Universiteit Gent.

### 5.5.3 Aandachtspunten bij de warme maaltijd

- Soep kan gebruikt worden om de beginnende honger in de voormiddag te stillen. Het is nuttig om in de late voormiddag een kom soep aan te bieden.
- Voorzie in soep minstens 20 tot 40 g groenten per 100 ml. Als de soep wordt bereid op basis van bouillon, gebruik dan één bouillonblokje per liter water.
- Saus is vaak een vet- en energiebron. Serveer saus apart en kies voor alternatieven met een lager vetgehalte.
- Gefrituurde of gepaneerde gerechten slorpen veel vet op en zijn hierdoor erg vetrijk. Serveer ze maximaal één keer per week en matig de portie.
- Bied eens per week een volwaardige vegetarische maaltijd aan. Alternatieven voor vlees zijn ongepaneerde tofu, mycoproteïne (Quorn™) en peulvruchten (zoals witte en rode bonen, linzen of kikkererwten) gecombineerd met granen. Peulvruchten zijn eveneens een bron van voedingsvezels.
- Zet minstens drie keer per week magere tot halfvette vleessoorten op het menu. Vermijd vette vleessoorten of producten waaraan zout is/wordt toegevoegd.
- Voorzien twee- tot driemaal per week in een dessert in de vorm van een melkproduct of vers fruit.

### 5.5.4 Veelgestelde vragen

☐ *Mag ik twee warme maaltijden per dag eten?*

Eén warme maaltijd per dag is ideaal. Twee is vaak te veel omdat er dan gemakkelijk te veel vlees en energie wordt ingenomen. Als bij beide warme maaltijden een stuk vlees (of vis) wordt gegeten, wordt al snel de dagelijkse aanbeveling van 100 g bereid vlees overschreden.

☐ *Wanneer eet ik het best warm?*

De warme maaltijd kan zowel 's middags als 's avonds worden genomen. Houd er rekening mee dat een warme maaltijd meestal meer energie levert dan een broodmaaltijd.

## 5.6 DRANK EN TUSSENDOORTJES

Om dagelijks voldoende te drinken is het belangrijk om bij de maaltijd maar zeker ook tussendoor regelmatig te drinken. Dat helpt om de vochtbalans in evenwicht te houden. De voorkeurdrank is water.

Goed gekozen tussendoortjes kunnen eveneens een belangrijke bijdrage leveren aan de voedingsstoffeninname. Aan te raden tussendoortjes zijn vers fruit, magere of halfvolle melkproducten, calciumverrijkte sojaproducten, een belegde boterham of een koek van eerste keuze (zie restgroep).

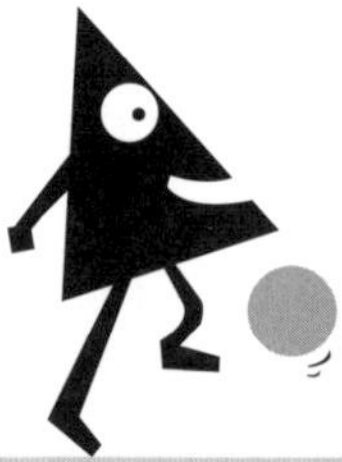

### 5.6.1 Tussendoortjes

**WEETJE**

**In een dagvoeding wordt maximaal 15 energie% besteed aan tussendoortjes. Omwille van de tandhygiëne is het best om niet meer dan drie tussendoortjes per dag te consumeren. Een beetje water drinken na elke tussendoortje is vanuit het perspectief van de tandhygiëne een goede gewoonte. Een ideaal tussendoortje bevat tussen 100 en 150 kcal. Minder is vaak te weinig om de honger te stillen, te veel zorgt voor onevenwicht in de energie-opname.**

Peuters, kleuters, kinderen tussen 6 en 12 jaar en jongeren hebben vaak nood aan tussendoortjes om de energiebehoefte over de dag te spreiden. Maar ook volwassenen en ouderen hebben baat bij een tussendoortje in de voor- en namiddag. Ook de werktijden en de tijd tussen de hoofdmaaltijden spelen een rol in het afwegen of een tussendoortje nodig is.

Een goed tussendoortje zorgt de rest van de voormiddag of de namiddag voor voldoende energie maar levert niet meer dan 150 kcal in totaal. Goede tussendoortjes vormen een aanvulling op de hoofdmaaltijden en leveren tussen 100 en 150 kcal. Bij kleuters en lagere schoolkinderen is een tussendoortje van 50-100 kcal voldoende. Een volwaardig ontbijt of middagmaal zorgt ervoor dat er geen behoefte is aan zware tussendoortjes.

De voorkeur gaat uit naar vers fruit, yoghurt, melk, boterham, cracker, rijstkoek of een koek zonder chocolade. In tabel 5.8 worden tussendoortjes ingedeeld in eerste tot derde keuze op basis van voedingswaardecriteria.

Tabel 5.8: Tussendoortjes ingedeeld op basis van de voedingswaarde.

| Eerstekeuzetussendoortjes | Tweedekeuzetussendoortjes | Derdekeuzetussendoortjes |
|---|---|---|
| Max. 150 kcal per portie<br>en max. 15 g vet per 100 g (uitgezonderd voor melkproducten)<br>en max. 400 mg natrium per 100 g<br>en min. 2 g vezels per 100 g | Max. 200 kcal per portie<br>en max. 20 g vet per 100 g<br>en max. 600 mg natrium per 100 g<br>en min. 1 g vezels per 100 g | Meer dan 200 kcal per portie<br>Meer dan 20 g vet per 100 g<br>Meer dan 600 mg natrium per 100 g<br>Minder dan 1 g vezels per 100 g |
| Bruine boterham met groenten en mager beleg<br>Beschuit, crackers, toast, ...<br>Vers fruit of verse fruitsalades zonder toegevoegde suiker of siroop<br>Eerstekeuzekoeken (zie restgroep), bv. peperkoek, rijstwafels, sommige granenkoeken en droge koeken<br>Magere of halfvolle melkproducten of calciumverrijkte sojaproducten zonder toegevoegde zoetmiddelen<br>Ontbijtgranen zonder toegevoegde suiker | Fruit in blik<br>Gesuikerde ontbijtgranen<br>Gesuikerde melkproducten of calciumverrijkte sojaproducten<br>Tweedekeuzekoeken<br>Volle yoghurt of volle plattekaas | Derdekeuzekoeken, bv. chocoladekoek, wafel, ...<br>Chocolade of snoeprepen<br>Suikersnoep<br>Chips<br>Roomijs<br>Enz. |

Tabel 5.9: Een overzicht van tussendoortjes en hun energie-, vet- en suikergehalte.

| Product | Groep van de actieve voedingsdriehoek | Tussen-doortje van 1ste, 2de of 3de keuze | Energiegehalte per portie (kcal) | Vetgehalte per portie (g) | Koolhydraten per portie (g) | Vezelgehalte per portie (g) |
|---|---|---|---|---|---|---|
| Stuk vers fruit, bv. appel, peer, banaan | Fruitgroep | 1ste keuze | 60 | 0 | 13,9 | 2,9 |
| Potje magere yoghurt zonder fruit of suiker | Melkproducten en alciumverrijkte sojaproducten | 1ste keuze | 51 | 0,85 | 6,3 | 0 |
| Potje magere yoghurt met fruit en suiker | | | 87 | 0,97 | 15,7 | 0,3 |
| Droge koek (1 stuk = 10 g) | Restgroep | 2de keuze of 1ste keuze (afhankelijk van de samenstelling) | 45 | 1,3 | 7,8 | 0,1 |
| Cake, 1 plak van 30 g | Restgroep | 2de keuze of 3de keuze afhankelijk van de samenstelling | 133 | 6,6 | 16,6 | 0,3 |
| Boterham, belegd met magere kaas en groenten | Graanproducten + smeervet, melkproduct en groenten | 1ste keuze | 142 | 5,1 | 15,9 | 2 |
| Vanillepudding, 125 g | Melkproducten en calciumverrijkte sojaproducten | 1ste keuze (magere of halfvet) of 2de keuze (vet product) | 151 | 4,4 | 25 | 0 |
| Chips, 1 pakje van 30 g | Restgroep | 3de keuze | 168 | 10,5 | 16,5 | 0,3 |
| Snoepreep, gemiddeld, 1 stuk van 45 g | Restgroep | 3de keuze | 216 | 10,7 | 27,3 | 1,3 |
| Croissant, 1 stuk van 50 g | Restgroep | 3de keuze | 233 | 17,7 | 25,2 | 1,2 |
| Chocolade, 1 reep = 45 g | Restgroep | 3de keuze | 245 | 14 | 25 | 0,8 |
| Chocoladewafel, 1 stuk van 50 g | Restgroep | 3de keuze | 316 | 17,8 | 35,3 | 0,5 |

Bron: Voedingswaardegegevens Nubel (2009) of productgegevens.

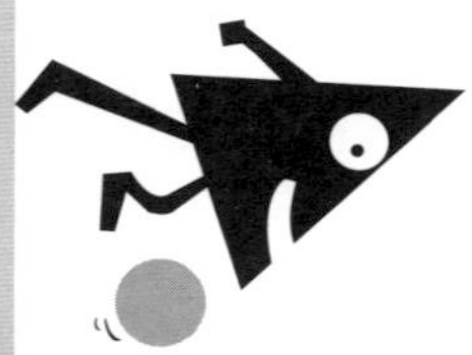

Bekijk tussendoortjes steeds in een totale dagvoeding en aangepast bij ieder individu. Maximaal worden twee tot drie tussendoortjes per dag aanbevolen, bij voorkeur te kiezen uit de voedingsgroepen fruit, melkproducten en calciumverrijkte sojaproducten of graanproducten met beleg. Af en toe een eerstekeuzekoek kan best.
Varieer in soort van tussendoortje, bijvoorbeeld: 's ochtends een stuk fruit met een cracker, 's namiddags een belegde boterham of eerstekeuzekoek en 's avonds een potje yoghurt.

### 5.6.2 Dranken

Voldoende en op regelmatige tijdstippen drinken is noodzakelijk om onze vochtbalans in evenwicht te houden en ons fit te voelen. De voorkeur gaat uit naar water. Andere dranken leveren bij voorkeur geen energie. Leveren ze toch energie, dan is het belangrijk dat deze ook nuttige voedingsstoffen zoals calcium of vitamine C leveren. Tabel 5.10 geeft een overzicht van het energie- en suikergehalte per drank.

Dranken die cafeïne of zoetstoffen bevatten, drinken we het best met mate (zie ook watergroep). Deze stoffen hebben we immers niet nodig.

☐ *Dranken: praktisch*

Drinken spreiden over de dag.

Om te voldoen aan de behoefte aan 1,5 liter drinken uit de watergroep waarvan minstens 1 liter water kan het volgende voorbeeldschema toegepast worden, waarbij één glas of kop 150 ml bevat.
- ontbijt: 1 glas water + 1 glas halfvolle melk (of yoghurt)/1 kop koffie of thee
- tussendoor: 1 glas water + 1 kop koffie of thee
- middagmaal: 1 glas water + 1 glas halfvolle melk (of yoghurt)/1 kop koffie of thee
- tussendoor: 1 glas water
- avondmaal: 2 glazen water
- tussendoor: 1 glas water

Dranken voor dagelijks gebruik:
- water (1 liter);
- halfvolle melk (450 ml) of af te wisselen met yoghurt, ...;
- thee en koffie, wees matig met het toevoegen van suiker en koffieroom.

Af en toe:
- ongezoet fruitsap;
- fruitmelkdranken en chocomelk.

Enkel voor speciale gelegenheid, zie ze als een snoepje:
- frisdranken, gezoet fruitsap.

Tabel 5.10: Overzicht van dranken en hun aanbreng van energie en suiker.

| Drank | Groep van de actieve voedingsdriehoek | Aantal suikerklontjes per 100 ml | Aantal suikerklontjes per portie | Energie (in kcal) per 100 ml |
|---|---|---|---|---|
| Water (dit omvat alle vormen van mineraal en spuitwater) | Water | 0 | 0 | 0 |
| Koffie/thee<br><br>**1 suikerklontje = 5 gram suiker = 20 kcal** | Water | 0 | 0 | 0<br>Koffie en thee bevatten zelf geen energie of suiker. Wat je eraan toevoegt (suikerklontjes) wel. |
| Lightfrisdranken, enkel gezoet met kunstmatige zoetmiddelen | Water | 0 | 0 | 0 |
| Frisdrank gezoet met kunstmatige zoetmiddelen en suiker | restgroep | 1 | Glas van 150 ml: 1,5<br>Glas van 200 ml: 2<br>Blikje van 330 ml: 3,3 | 20 kcal |
| Isotone sportdranken | Restgroep | 1,5 | Blikje van 330 ml: 4,7<br>Flesje van 0,5 l: 6,3 klontjes | 30 kcal |
| Melk<br>• calciumverrijkte sojadrank natuur<br>• magere melk of ongesuikerde karnemelk<br>• halfvolle melk<br>• volle melk<br>• chocomelk (gem. halfvolle)<br>• fruitmelkdrank<br>• calciumverrijkte sojadrank met suiker | Melkproducten en calciumverrijkte sojaproducten | <br>0,5<br>1<br>1<br>1<br>2<br>2<br>2 | Glas sojadrank natuur van 150 ml: 0,75<br>Glas melk (mager, halfvol of vol) van 150 ml of 1 kop: 1,5<br><br>Een brikje van 200 ml van chocomelk of fruitmelkdrank = 4 klontjes suiker<br>Brikje sojadrink met suiker van 250 ml = 5 klontjes suiker | <br>40 kcal<br>33 kcal<br>46 kcal<br>65 kcal<br>73 kcal<br>73 kcal<br>66 kcal |
| Fruitsap | Fruit | 2 | Glas of brikje van 200 ml: 4 | 40-45 kcal |
| Frisdrank gezoet met suiker | Restgroep | 2 | Blikje van 330 ml: 6,6<br>Flesje van 0,5 l: 10 | 45 kcal |
| Hypertone sportdrank | Restgroep | 3 | Flesje van 300 ml: 9 | 65 kcal |

* Melk bevat per 100ml van nature (in de vorm van lactose) ongeveer 1 klontje of 5 gram suiker.

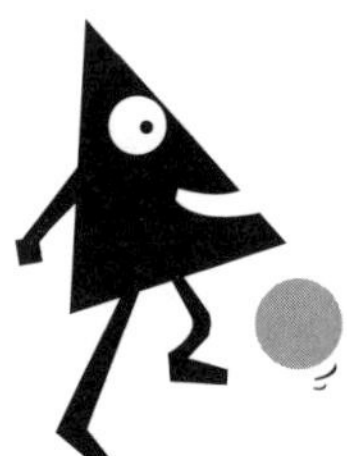

# 6. VOEDINGS- EN BEWEEGTIPS VOOR SPECIFIEKE DOELGROEPEN

## 6.1 VOEDINGSTIPS BIJ PLOEGENARBEID

Ploegenarbeid kan een invloed hebben op het lichaam met als gevolg de volgende klachten: slaapstoornissen, misselijkheid, maag- en darmklachten, moeilijkheden om wakker te blijven en een hogere kans op bepaalde welvaartsziekten zoals hart- en vaatziekten maar ook op overgewicht.

Een goede eetstructuur is bij ploegenarbeid essentieel om deze klachten te vermijden. Wie in wisselende ploegen werkt, zal zijn etenstijden moeten aanpassen. Hoofdmaaltijden mogen daarbij nooit overgeslagen worden. Voorzie tussen twee hoofdmaaltijden ongeveer vier tot vijf uur. Het best is om nooit meer dan zes uur tussen twee hoofdmaaltijden te laten. Indien dat niet haalbaar is, zijn zeker tussendoortjes aangewezen. In tabel 6.1 wordt afhankelijk van de ploeg aangegeven op welke uren het best de drie hoofdmaaltijden worden gegeten.

Tabel 6.1: Overzicht van de eetmomenten in een ploegenstelsel.

| Eetmoment | Ochtendploeg | Namiddag- of avondploeg | Nachtploeg | Opmerkingen |
|---|---|---|---|---|
| Ontbijt | Tussen 6u en 8u | Tussen 8 en 10u ontbijten | Tussen 14u en 16u | |
| 2de hoofdmaaltijd | Tussen 11u en 13u | Tussen 12 u en 15u | Tussen 18u en 20u | |
| 3de hoofdmaaltijd | Tussen 17u en 19u | Tussen 17u en 20u | Tussen 23u en 2u | |
| Tussendoortjes | | | Na het werk en voor het slapengaan een kleine lichte snack eten zoals een stuk fruit en een potje yoghurt | Snoep niet tussendoor. Kies voor snacks zoals een belegde boterham, vers fruit en melkproducten |
| Algemene opmerking | | | Eet tijdens de nacht om de 2 à 3 uur een kleine snack die koolhydraten bevat zoals fruit, yoghurt, rijstwafels, brood | |

Bron: Jobfit (2011); Vanhauwaert & De Winter (2005).

Bij ploegenarbeid worden in het begin van de shift het best eiwitrijke voedingsmiddelen (bijvoorbeeld: yoghurt of een boterham met kaas) gegeten en naar het einde van de schift eerder koolhydraatrijke voedingsmiddelen zoals pasta, fruit en brood. Zorg ervoor dat de hoofdmaaltijden voldoende maar ook niet te veel energie bevatten. Volg hierbij de aanbevelingen voor maaltijden. Dat vermijdt honger, concentratiestoornissen en slaptegevoel tussendoor. Als drank gaat de voorkeur uit naar water, melk, karnemelk en af en toe fruitsap. Koffie of thee wordt het best in een lichte vorm gedronken en beter niet meer dan drie tot vier koppen per dag. Ongeveer vijf uur voor het slapengaan wordt beter geen koffie of andere cafeïnehoudende dranken meer gedronken. Alcohol en energetische dranken horen hier niet thuis, ze kunnen de 'nachtrust' verstoren. Verder is het aan te bevelen niet te roken en dagelijks minstens 30 minuten te bewegen met een matige intensiteit (Vanhauwaert & De Winter, 2005).

Kies bij de warme maaltijd voor een 'lichte' hoofdmaaltijd op basis van pasta of aardappelen. Vermijd gekruid voedsel, vetrijke gerechten zoals frieten, gefrituurde gerechten en vette vleessoorten of derdekeuzetussendoortjes zoals wafels of chips.

Een evenwichtige voeding kan helpen om goed te slapen. Suiker- of cafeïnerijke dranken zoals koffie, frisdranken, snoep en chocolade worden het best vermeden en tegen het einde van de shift krijgt het de voorkeur om minder te drinken. Vermijd gekruide gerechten, vetrijke of erg energierijke gerechten. Voor het slapengaan is het aan te raden nog een kleine snack te eten bestaande uit vers fruit en yoghurt of een kop (warme) melk te drinken.

## 6.2 DE ACTIEVE VOEDINGSDRIEHOEKEN VOOR DE TURKSE EN MAROKKAANSE GEMEENSCHAP

Om de Marokkaanse en de Turkse gemeenschap in Vlaanderen optimaal te informeren en te stimuleren om evenwichtig te eten en voldoende te bewegen is de actieve voedingsdriehoek een onvoldoende hulpmiddel. De actieve voedingsdriehoek is opgesteld met klassieke Vlaamse producten zoals witlof, bloemkool en aardappelen, en is daardoor minder bruikbaar voor de allochtone bevolking. Voedingsmiddelen die door de Turkse of de Marokkaanse gemeenschap dagelijks gebruikt worden, zoals bulgur, couscous, meloen, vijgen, karnemelk en aubergine, zijn niet terug te vinden in de actieve voedingsdriehoek. Bij het geven van voedingsvoorlichting is het belangrijk dat de gevisualiseerde voeding in het model herkenbaar is. Veelgebruikte producten moeten afgebeeld zijn en dus een voeding voorstellen die dagelijks aan bod komt.

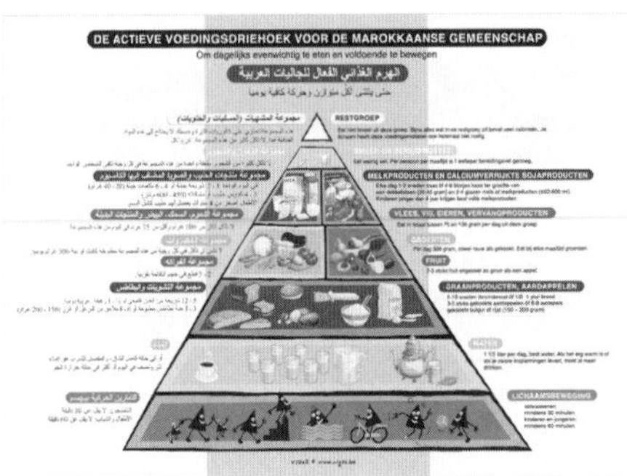


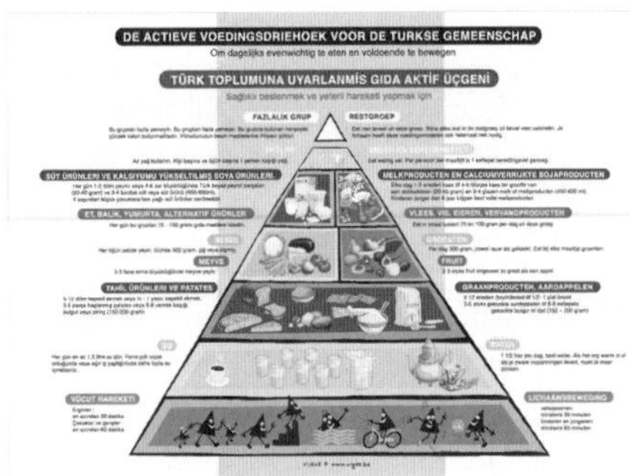


In 2004 werden de actieve voedingsdriehoek voor de Turkse gemeenschap en de actieve voedingsdriehoek voor de Marokkaanse gemeenschap opgesteld. De ontwikkeling ervan werd voorafgegaan door een kwalitatief onderzoek bij mensen van Turkse of Marokkaanse afkomst. Hierbij werd onder andere gepeild naar hun eetgewoonten, maar via een pretest werden ook de aangepaste modellen voorgelegd en in groepen uitgetest. Uit de behoeftepeiling en het onderzoek om de driehoeken samen te stellen is gebleken dat de doelgroep een aangepast model ten zeerste apprecieert.

De begeleidende materialen bij de actieve voedingsdriehoek voor de Turkse gemeenschap en de Marokkaanse gemeenschap bestaan uit een brochure voor de zorgverlener en een affichefolder voor de doelgroep en zorgverlener. Beide zijn beschikbaar via www.vigez.be.
In deze paragraaf doorlopen we de start, het onderzoek en de verschillen in de modellen.

### 6.2.1 Waarom de actieve voedingsdriehoek aanpassen?

Ongeveer 4,79% van de bevolking in Vlaanderen is van allochtone afkomst. Na de migranten uit Nederland en Italië vormen de Marokkaanse (9,3%) en Turkse (6,84%) migranten de voornaamste groep van de allochtone gemeenschap in Vlaanderen. Net in deze twee laatste bevolkingsgroepen is de prevalentie van obesitas, diabetes type 2, hart- en vaatziekten en andere voedingsgerelateerde aandoeningen opmerkelijk hoog.
Een preventieve aanpak van deze gezondheidsproblemen dringt zich op. Evenwichtig eten en voldoende bewegen spelen een grote rol in de ontwikkeling van de bovenvermelde ziekten. Naar analogie van de actieve voedingsdriehoek werd een aangepast model ontwikkeld voor de Marokkaanse en Turkse gemeenschap.

### 6.2.2 Methode: behoeftepeiling en peiling naar de voedingsgewoonten

Er zijn voor Vlaanderen geen of slechts beperkte studiegegevens bekend die een zicht werpen op de voedingsgewoonten van specifieke doelgroepen in de bevolking. Om voldoende gegevens te verzamelen werd in 2005 een bevraging opgezet bij mannen en vrouwen uit de doelgroep én hulpverleners die regelmatig met de doelgroep werken. Uit deze gesprekken kwam naar voren dat de voorkeur uitging naar twee aparte modellen. Zowel de taal en leefstijl als voedingsgewoonten liggen te ver uiteen om een gezamenlijk model te kunnen gebruiken.

Via achttien diepte-interviews bij personen uit de doelgroep en intercultureel bemiddelaars – in samenwerking met Logo's – werd een bevraging opgesteld. De doelen hiervan zijn aangegeven in het onderstaande kader. Voorbereidend op deze bevraging had een studente voedings- en dieetkunde als eindwerk een eerste versie van materiaal opgesteld, die tijdens de interviews werd besproken.

Naargelang de regio van afkomst zijn er, zoals in Vlaanderen, regionale verschillen in eetgewoonten. De gegevens uit het onderzoek geven een gemiddelde weer, geen individuele, en zijn vanuit groepsvoorlichting opgesteld.

Deze interviews leverden een massa informatie op over de bruikbaarheid, de vormgeving, de inhoud, de al dan niet correctheid van de inhoud van de materialen, evenals eventuele behoeften voor materialen of andere doelgroepen. Op basis van deze interviews werd ervoor geopteerd om twee aparte

actieve voedingsdriehoeken voor de betreffende gemeenschappen te maken en geen aanvullingen bij de gewone actieve voedingsdriehoek. Voor de doelgroep betekent dit een erkenning van hun eetgewoonten. Ook het gebruik van de moedertaal is een tegemoetkoming aan de vraag van de doelgroep zelf en drukt erkenning en respect voor hun cultuur uit. Anderzijds kozen we om de toelichting in het Nederlands te behouden als integratievorm, en zeker voor de mensen uit de doelgroep die voldoende de Nederlandse taal beheersen en voor de aanbieders van vorming of advies.

## WEETJE

**Het doel van de evaluatie was:**

- **voedingsgewoonten bevragen per groep van de actieve voedingsdriehoek**
- **vragen naar specifieke voedingsgebruiken en voedingsmiddelen in hun cultuur en het belang ervan om in de actieve voedingsdriehoek te plaatsen**
- **behoefte van de materialen nagaan**
- **vormgeving, bruikbaarheid, correctheid van de inhoud van de materialen nagaan**
- **behoefte naar eventueel andere materialen**

### 6.2.3 Kort overzicht van de voedingsgewoonten van Marokkanen en Turken (VIGeZ, 2005)

Hieronder volgt een kort overzicht van de bevindingen tijdens het onderzoek. Dit zijn algemene voedingsgewoonten en kunnen individueel sterk verschillen.

Marokko en Turkije zijn overwegend islamitische landen. Deze godsdienst heeft een invloed op de voedingsgewoonten: moslims houden zich aan de spijswetten waardoor bepaalde vleessoorten (onder andere varkensvlees en niet-halal geslacht vlees) niet op het menu staan. Ook het verbruik van alcohol en andere verslavende stoffen wordt door de islam verboden.

De jaarlijkse vastenmaand ramadan wordt door de meeste moslims strikt gevolgd. Zieken, jonge kinderen, zwangere vrouwen en vrouwen tijdens de menstruatie zijn vrijgesteld van de vastenplicht. Zij kunnen het vasten op een later moment inhalen. De ramadan houdt in dat ze zich gedurende dertig dagen onthouden van alle eten en drinken van zonsopgang tot zonsondergang, maar ook roken en seksuele omgang zijn verboden. Na zonsondergang hangt er een feestelijke stemming. Families gaan bij elkaar op bezoek en tot laat in de nacht wordt uitgebreid getafeld. Men eet slechts tweemaal na zonsondergang en voor zonsopgang, maar evenveel of meer dan anders en vaak lekkerder en voedzamer. Daardoor komen sommige moslims gedurende deze periode bij in lichaamsgewicht.

Het ontbijt wordt in de twee culturen uitgebreider genomen dan in onze Vlaamse eetcultuur. Daarnaast verkiezen de Marokkanen en Turken hartig boven zoet beleg bij het ontbijt. Het Turkse ontbijt bevat vaak eieren en een schoteltje rauwkost.

Zowel de Marokkaanse als de Turkse gemeenschap gebruikt nog vaak twee warme maaltijden per dag. Bij de Marokkaanse gemeenschap worden stoofpotten, tajines, op basis van groenten, peulvruchten en vlees of vis gegeten. Deze gerechten worden opgediend met brood. Soms staat er couscous op het menu. De warme maaltijd kan voorafgegaan of begeleid worden door een slaatje en olijven. Het avondmaal, opnieuw een warme maaltijd, is de belangrijkste maaltijd voor gezinnen waarvan de man buitenshuis werkt. In andere families wordt soep gegeten of een kleine maaltijd, opgediend met brood. Het brood wordt gebruikt om in de saus te doppen of om vlees en groenten mee in de hand te nemen.

Tabel 6.2: Overzicht van de Marokkaanse en Turkse eetgewoonten ingedeeld volgens maaltijd.

| | Marokkaanse eetgewoonten | Turkse eetgewoonten |
|---|---|---|
| **Ontbijt** | | |
| Brood | Wit of bruin brood | Wit, soms bruin brood |
| Vetstof | Roomboter, soms plantaardige margarine | Roomboter, soms plantaardige margarine |
| Beleg: hartig | Hartig beleg: kaas of witte schapenkaas, rookvlees, salami, worstjes, olijven, ei | Hartig beleg: (schapen) kaas, gekookt of gebakken ei, soms salami, zwarte olijven |
| Beleg: zoet | Soms zoet beleg: confituur, honing, choco | Weinig zoet beleg: confituur, honing, soms hagelslag, choco |
| Drank | Muntthee met suiker, karnemelk of koffie | (Sterke) thee met suiker, yoghurt |
| Alternatief | Soms rijstpap, soep, zoete deegwaren, pannenkoekjes | Soms rijstpap, soep of gebakken deegwaren |
| Groenten en andere | | Tomaten, komkommer, olijfolie |
| | **Warme maaltijd** | |
| Soep | Zelden soep met brood, soms maaltijdsoep | Soms soep met brood, soms maaltijdsoep |
| Componenten van de maaltijd | Vooral stoofpotten (tajines) met groenten, peulvruchten en vlees of vis | Groente-, vlees-, peulvruchtengerechten, gevulde groenten, stoofpotten |
| Graanproducten | Brood (niet met couscous), couscous, gierst, soms rijst of pasta, pannenkoekjes | Steeds brood, rijst of bulgur, soms pasta |
| Vlees | Vaak lams- of schapenvlees, rund- of kippenvlees, soms vis of eigerecht | Rund-, schapen-, lams- of kippenvlees, zelden vis |
| Groenten | Gemengde salade, aardappelen met olijfolie en vinaigrette, soms mayonaise | Soms aardappelen met veel kruiden, salade van verse groenten met schapenkaas, olijven, olijfolie, soms mayonaise, gevulde of gebakken groenten met yoghurtsaus |
| Drank | Frisdrank, water, karnemelk | Water, ayran, yoghurt, frisdrank |
| Dessert | Fruit, zwarte of groene olijven, soms pudding of pap, gebakken deegwaren, pannenkoeken | Fruit vers of gedroogd, soms gebakken deegwaren |
| Na de maaltijd | Soms muntthee of koffie met gebak | Thee direct na de maaltijd, soms met zoet gebak |

In de Turkse gemeenschap wordt de warme maaltijd meestal voorafgegaan door een soep, altijd opgediend met brood. Als basis van het hoofdgerecht worden peulvruchten, rijst, bulgur of deegwaren gebruikt. Groenten zijn steeds aanwezig in de Turkse keuken en alle groenten zijn geliefd. Ze worden lang gekookt en samen met het kookvocht opgeschept. Aardappelen worden beschouwd als groenten en worden dus samen met een andere zetmeelcomponent geserveerd. De Turkse keuken kent een aantal typische vleesgerechten, zoals köfte (gehaktballen) of döner kebab. Schapenvlees, lamsvlees, geitenvlees, rundvlees en kip zijn de meest geliefde vleessoorten. Vis komt zelden op tafel. De warme maaltijd wordt steeds opgediend met een salade en vaak staat er een kom yoghurt op tafel waar zoet en knoflook aan toegevoegd kunnen zijn. De avondmaaltijd bestaat uit restjes van de middag ofwel wordt een nieuw gerecht klaargemaakt analoog met het middagmaal.

Tussendoor wordt in de Marokkaanse gemeenschap gezoete, groene thee, karnemelk, koffie, (light) frisdrank of fruitsap gedronken. Als tussendoortje eet men vers fruit, zoete deegwaren, koekjes, olijven, ... In de Turkse gemeenschap worden meestal zoete tussendoortjes gegeten zoals koekjes, *lokum* (Turks fruit), cake, snoep, chocolade, maar ook vers fruit, dadels en vijgen. Ook hartige tussendoortjes zijn erg geliefd, zoals nootjes, *leblebi* (geroosterde kikkererwten), *börek* (bladerdeeghapjes met kaasvulling), olijven, chips. Hierbij drinkt men thee met veel suiker (twee tot vier klontjes per tas), koffie, ayran (yoghurtdrank), water, fruitsap, frisdrank, chocolademelk en vruchtenyoghurt (VIGeZ, 2005).

Tabel 6.2 geeft een overzicht van de Marokkaanse en Turkse eetgewoonten, ingedeeld volgens maaltijd. Tabel 6.3 gaat nader in op de verschillen tussen de Vlaamse, Marokkaanse en Turkse actieve voedingsdriehoek. De voedingsmiddelen die verschillen met de Vlaamse versie van de actieve voedingsdriehoek zijn in het vet aangeduid.

Tabel 6.3: Voornaamste verschillen per groep van de actieve voedingsdriehoek: drie modellen vergeleken.

| Vlaams | Marokkaans | Turks |
|---|---|---|
| **Beweging** | | |
| Wandelen met gezin (sinds 2011)<br>Fietsen<br>Wandelen en traplopen<br>Zwemmen<br>Dansen<br>Balspel | Wandelen met gezin<br>Wandelen en traplopen<br>Zwemmen<br>Fietsen<br>Dansen<br>Balspel | Wandelen met gezin<br>Wandelen en traplopen<br>Zwemmen<br>Fietsen<br>Dansen<br>Balspel |
| **Water** | | |
| Kan water<br>Kop koffie<br>Theepot met kopje | Kan water<br>Theepot met kopje<br>Fles water<br>Kop koffie<br>**Specifieke theepot met theekopje** | Kan water<br>Theepot met kopje<br>Fles water<br>Kop koffie<br>**Specifieke theepot met theekopje** |

| Vlaams | Marokkaans | Turks |
|---|---|---|
| **Aardappelen en graanproducten** | | |
| Pistolets<br>Bruin brood<br>Kom cornflakes<br>Beschuiten<br>Aardappelen<br>Kom rijst<br>Pasta | **Plat bruin brood**<br>Bruin brood<br>Kom cornflakes<br>Aardappelen<br>Beschuiten<br>Pasta<br>Kom rijst<br>**Zakje couscous + lepel** | **Plat bruin brood**<br>Bruin brood<br>Kom cornflakes<br>Aardappelen<br>Beschuiten<br>Pasta<br>Kom rijst<br>**Zakje bulgur + lepel** |
| **Groenten** | | |
| Tomaten<br>Bloemkool<br>Sla<br>Witlof<br>Wortelen<br>Broccoli<br>Boontjes | Bloemkool<br>Wortelen<br>**Aubergine**<br>**Paprika**<br>**Artisjok**<br>**Okra**<br>Ui<br>Tomaten<br>Boontjes | Bloemkool<br>Wortelen<br>**Aubergine**<br>**Paprika**<br>**Artisjok**<br>Ui<br>Tomaten<br>Boontjes |
| **Fruit** | | |
| Peer<br>Banaan<br>Appel<br>Kiwi<br>Kers<br>Citroen<br>Pruim<br>Aardbeien | Peer<br>Appel<br>**Watermeloen**<br>Banaan<br>**Perzik**<br>Kiwi<br>Aardbeien<br>**Vijgen**<br>Citroen<br>Pruim | Peer<br>Appel<br>**Watermeloen**<br>Banaan<br>**Perzik**<br>Kiwi<br>Aardbeien<br>**Vijgen**<br>Citroen<br>Pruim |
| **Melkproducten, calciumverrijkte sojaproducten** | | |
| Melk (bus zonder tekst)<br>Kaas (harde)<br>Yoghurt<br>Glas melk | **Melk (bus met tekst)**<br>Glas melk<br>Kaas (harde)<br>Yoghurt<br>**Schapenkaas/feta**<br>**Karnemelk (met tekst)** | **Melk (bus met tekst)**<br>Glas melk<br>Kaas (harde)<br>Yoghurt<br>Schapenkaas |

| Vlaams | Marokkaans | Turks |
|---|---|---|
| **Vlees, vis, eieren, vervangproducten** | | |
| Vlees<br>Vis<br>Kip<br>Ei<br>Mossel<br>Noten<br>Bonen<br>Tofu | Vlees<br>**Vis (andere tekening)**<br>Kip<br>**Linzen**<br>Ei<br>Tofu<br>Noten (hazelnoten, walnoten)<br>Bonen (witte)<br>**'Blauwe'vis (sardienen) bovenaan geplaatst** | Vlees<br>**Vis (andere tekening)**<br>Kip<br>**Linzen**<br>Ei<br>Tofu<br>Noten (hazelnoten, walnoten)<br>Bonen (witte)<br>**Garnalen**<br>**Inktvisringen** |
| **Smeer- en bereidingsvet** | | |
| Mespuntje smeervet<br>Kannetje olie | Mespuntje smeervet<br>Kannetje olie | Mespuntje smeervet<br>Kannetje olie |
| **Restgroep** | | |
| Leeg | Leeg | Leeg |

Indien mogelijk (werk, school, ...) wordt twee keer warm gegeten. De warme maaltijd bestaat meestal uit stoofpotten maar ook de klassieke warme maaltijd van bij ons – vlees, groenten en een zetmeelproduct – wordt gebruikt. Brood is meestal een standaardonderdeel van de warme maaltijd.

### 6.2.4 Communicatie met de doelgroep

In een gesprek worden voortdurend betekenissen toegekend aan wat de ander zegt of doet. Bij het goed overbrengen van een boodschap zit de betekenis niet enkel in woorden maar is het belangrijk ook aandacht te hebben voor de lichaamstaal (gezichtsuitdrukkingen, houding en gedrag).
Het niet goed begrijpen of spreken van de Nederlandse taal kan een barrière zijn in een gesprek met een allochtone patiënt of groep. Doordat de culturele achtergrond anders is, kunnen misverstanden optreden. Dat kan gedeeltelijk opgevangen worden door goed te kijken en te luisteren naar elkaar, maar ook door veel vragen te stellen over de eetgewoonten en de eetcultuur, bijvoorbeeld: meer uitleg vragen over hoe bepaalde gerechten worden bereid.

In niet-westerse culturen wordt vaak een groot deel van de familie betrokken bij de behandeling van een zieke. Op die manier probeert de familie de zieke niet te belasten met de ernst van zijn ziekte uit vrees dat hierdoor het ziekteproces negatief beïnvloed wordt. Het is goed om na te gaan wie van de familie als vertrouwenspersoon in het proces betrokken kan worden. Sommige vrouwelijke patiënten hebben het moeilijk met mannelijke hulpverleners en mannelijke patiënten soms met vrouwelijke.

Een goede aanpak is het visueel aanbrengen van informatie. De actieve voedingsdriehoek aangepast aan de Marokkaanse of Turkse gemeenschap maakt gebruik van dat visuele aspect. Dankzij afbeeldingen van specifieke voedingsmiddelen begrijpt de patiënt beter wat bedoeld wordt. Toch is ook beeldgebruik onderhevig aan culturele verschillen. Interpretaties van een symbool of een foto kunnen afhankelijk zijn van eigen ervaringen en achtergrond. Het is dus belangrijk om beeldgebruik bij de doelgroep uit te testen en aan te passen, zoals ook met de actieve voedingsdriehoek is gebeurd.

### 6.2.5 Meer informatie en beschikbare materialen in Vlaanderen

VIGeZ, www.vigez.be/voeding:

- folder/affiche van de actieve voedingsdriehoek voor de Turkse gemeenschap;
- brochure voor professionals over de actieve voedingsdriehoek voor de Turkse gemeenschap;
- folder/affiche van de actieve voedingsdriehoek voor de Marokkaanse gemeenschap;
- brochure voor professionals over de actieve voedingsdriehoek voor de Marokkaanse gemeenschap;
- module winkeloefeningen voor een allochtone groep (zie www.vigez.be/voeding (klik verder op 'winkeloefeningen')).

Vlaamse Diabetes Vereniging, www.diabetes.be:

- VDV (2011). *Voedingsadvies bij diabetes in beeld voor andere culturen.* Map gebaseerd op de methodiek 'praten-platen';
- visuele voorstelling van de koolhydraatruilwaarden;
- Lamkanfi & Decochez (2009). Diabetes en ramadan. *Vlaams Tijdschrift voor Diabetologie*, 1.

CIRIHA, www.ciriha.org:

- foto-anamneseboek met typische Turkse voedingsmiddelen en bereidingen met vermelding van de voedingswaarde;
- foto-anamneseboek met typische Marokkaanse voedingsmiddelen en bereidingen met vermelding van de voedingswaarde.

## 6.3 DE ACTIEVE VOEDINGSDRIEHOEK BIJ DIABETEN

Figuur 6.1: De actieve voedingsdriehoek voor diabeten.

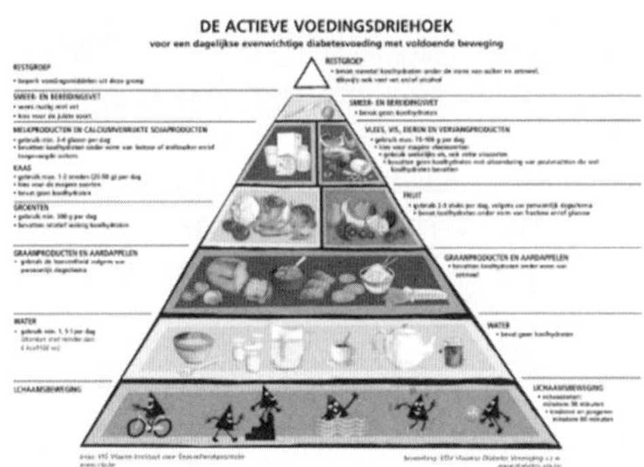
DE ACTIEVE VOEDINGSDRIEHOEK
voor een dagelijkse evenwichtige diabetesvoeding met voldoende beweging

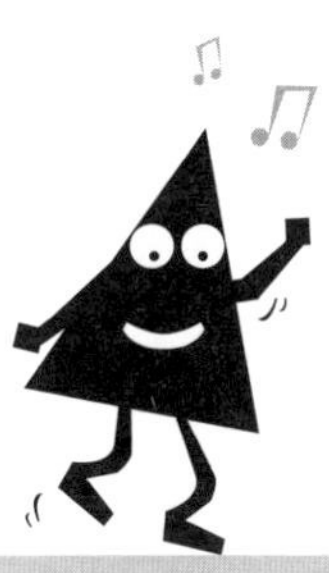

De Vlaamse Diabetes Vereniging (VDV) Commissie Voeding ontwikkelde informatie en uitleg bij de actieve voedingsdriehoek voor diabetici (figuur 6.1). Het uitgangsprincipe is dat diabetesvoeding evenwichtige voeding is met extra aandacht voor koolhydraten en vetten.

### 6.3.1 Tips voor diabeten

Bij de actieve voedingsdriehoek voor diabeten worden de volgende tips gegeven:

- Eet op regelmatige tijdstippen.
- Sla geen maaltijden over.
- Gebruik dagelijks drie hoofdmaaltijden met koolhydraten. Tussendoortjes en een laatavondsnack met koolhydraten zijn afhankelijk van je therapie!
- Gebruik per maaltijdgroep iets uit elke laag van de actieve voedingsdriehoek.
- Respecteer de verhoudingen binnen de actieve voedingsdriehoek.
- Drink voldoende. Dagelijks is 1,5 liter vocht noodzakelijk.
- Overleg eventueel gebruik van alcohol met je arts of diëtist(e).
- Wees matig met zout en matig het gebruik van vet, vooral verzadigd vet.
- Neem regelmatig voldoende lichaamsbeweging (beweging stimuleert de suiker- en vetverbranding en vermindert de insulinebehoefte!).
- Zorg voor een goed lichaamsgewicht.

### 6.3.2 Het etiket met specifieke aandacht voor koolhydraten

'Suikervrij betekent niet vrij te gebruiken' – lees steeds het etiket op de verpakkingen:

- intensieve zoetstoffen zoals aspartaam, acesulfaam K, cyclamaat, saccharine, sucralose, ... hebben geen invloed op de glycemie en leveren geen energie;
- polyolen zoals maltitol, xylitol, sorbitol, isomalt en voedingsvezels zoals inuline, oligofructose, polydextrose hebben bij matig gebruik slechts weinig invloed op de bloedsuiker en leveren minder energie dan gewone suiker;
- fructose, honing en suikervervangende stropen zoals glucosestroop, moutstroop, cichoreistroop, agavestroop, ahornstroop, ... leveren evenveel energie als suiker en hebben wel een invloed op de glycemie; fructose doet in vergelijking met gewone suiker de glycemie wel minder snel stijgen;
- in vele zogezegde diabetes- of suikerarme producten zoals koekjes, choco, chocolade, ijsjes ... wordt het suikervolume sterk verminderd waardoor de hoeveelheid vetten verhoogt; dikwijls bevatten deze producten meer vetten dan de vergelijkbare gewone producten en beantwoordt de kwaliteit van de gebruikte vetten niet altijd aan de regels van een gezonde voeding!
- pas de hoeveelheid koolhydraten aan naargelang het persoonlijke dagschema

☐ *Materiaal*

VDV (2011). Kwartetspel mythen en waarheden over voeding en diabetes.
VDV (2011). Voedingsprotocol bij diabetes. www.diabetes.be.

# 7. SPELEN EN TESTS MET DE ACTIEVE VOEDINGSDRIEHOEK

Er zijn in de loop van de laatste 15 jaar heel wat spelen en praktische toepassingen ontwikkeld over en met de actieve voedingsdriehoek en dit door diverse organisaties. Hieronder geven we een overzicht van materialen en tests met de actieve voedingsdriehoek. Een overzicht van educatieve materialen wordt op www.vigez.be/voeding regelmatig aangevuld.

## 7.1 OVERZICHT VAN DIDACTISCHE MATERIALEN

Tabel 7.1 toont een overzicht van de materialen van de actieve voedingsdriehoek.

Tabel 7.1: Materialen van de actieve voedingsdriehoek, VIGeZ.

| Materiaal | Toepassing |
|---|---|
| Affiche | Consult, klas, bedrijf, vereniging, voordracht, winkeloefening, enz. |
| Sticker | Consult, klas, bedrijf, vereniging, voordracht, enz. |
| BMI-schijf | Consult |
| Driehoek Turkse gemeenschap | Consult, klas, bedrijf, vereniging, voordracht, enz. |
| Driehoek Marokkaanse gemeenschap | Consult, klas, bedrijf, vereniging, voordracht, enz. |
| Voedingstests op gezondheidstest | Consult, klas, bedrijf, beurs, starter bij voordracht, winkeloefening, enz. |
| De actieve voedingsdriehoek voor kleuters (NICE et al.) | Kleuterschool, kinderopvang, diëtiste, ouders |
| Gewichtslintmeter | Consult |
| Achtergrondinfo op website | Info |
| Drieluik folder A4 | Info, consult, voordracht |
| Mijn actieve voedingsdriehoek (test) | Bewustmaking, consult, klas |
| Praktische voedings- en bewegingsgids | Info |
| Handboek gezondheidspromotie | Info |
| Handboek werkplek | Info, bedrijf |
| Werkbladen onderwijs | Info, klas |
| Drieluik folder gezond eten thuis en op het werk | Info, bedrijf, consult |
| Doek met afbeelding driehoek | Voordracht, winkeloefening |
| Zwart-witafbeelding van de driehoek (zonder afbeeldingen) | Consult, klas |
| Duurzaam doek (1m – 1,2m) in vinyl | Consult, klas, bedrijf, vereniging, voordracht, winkeloefening, enz. |
| Andere | |

## 7.2 DE ACTIEVE VOEDINGSDRIEHOEK VERTAALD

De actieve voedingsdriehoek is vertaald in het Frans, in het Engels, in het Duits, in het Arabisch en in het Turks. Tabel 7.2 toont de andere vormen van de gewone Vlaamse actieve voedingsdriehoek.

Op basis van de gemiddelde inname volgens de Voedselconsumptiepeiling (WIV, 2004) is dit uitgezet op de actieve voedingsdriehoek. Ook deze afbeelding is op vraag beschikbaar bij het VIGeZ.

Tabel 7.2: De actieve voedingsdriehoek bestaat ook in andere vormen.

| | |
|---|---|
| 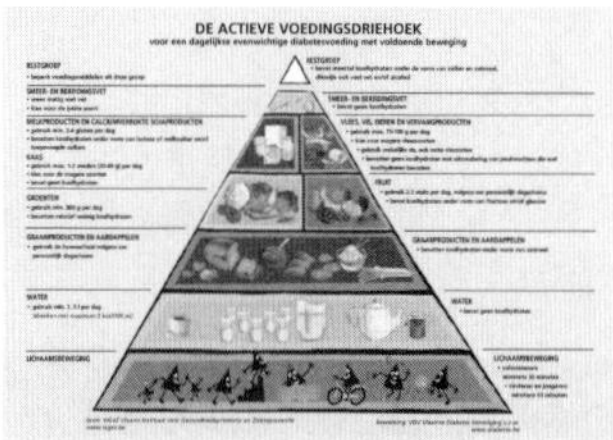 | De actieve voedingsdriehoek voor diabeten, Vlaamse Diabetes Vereniging in samenwerking met VIGeZ: www.diabetes.be |
| 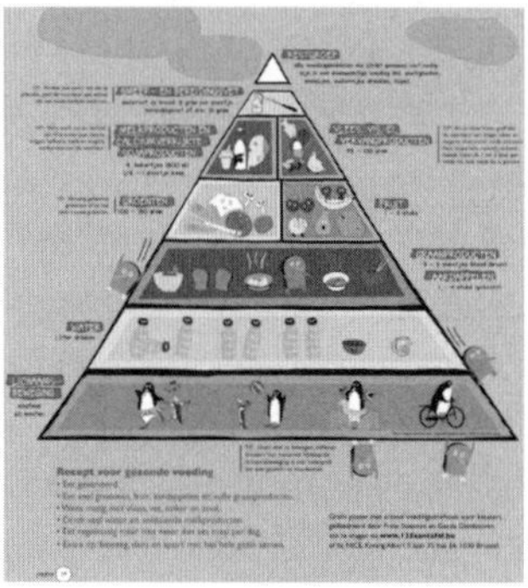 | De actieve voedingsdriehoek voor kleuters, NICE, Kind & Gezin, VVK en VIGeZ, www.nice-info.be en www.123aantafel.be |
| 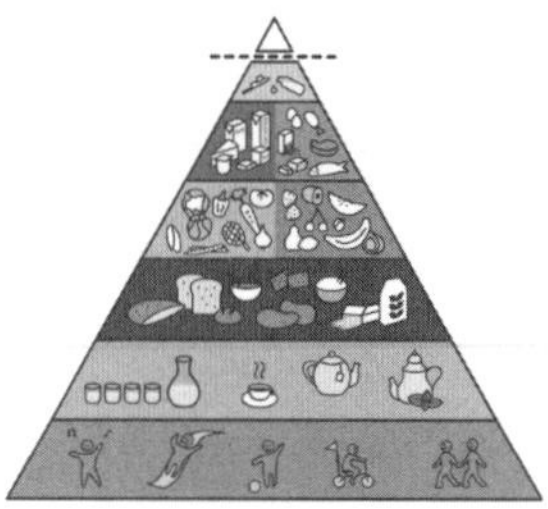 | De actieve voedingsdriehoek in publicaties van Kind & Gezin in samenwerking met VIGeZ, www.kindengezin.be |
| 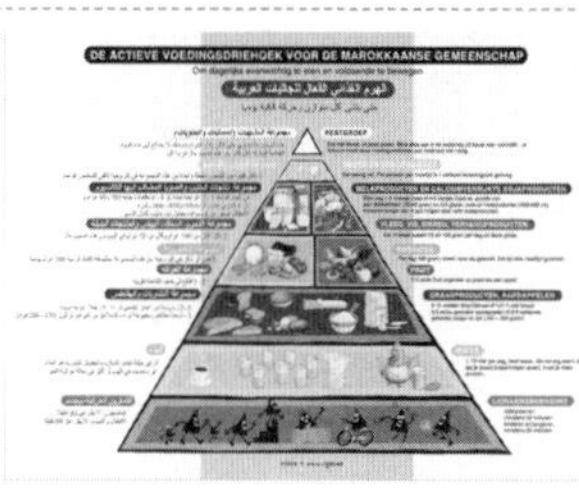 | De actieve voedingsdriehoek voor de Marokkaanse gemeenschap |

| | |
|---|---|
| 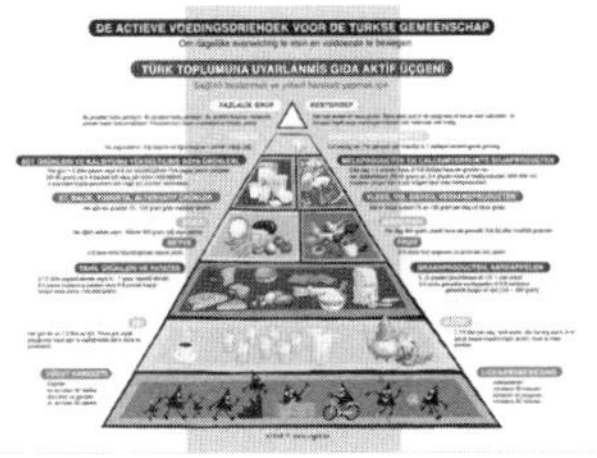 | De actieve voedingsdriehoek voor de Turkse gemeenschap |

## PRAKTISCH

Voor het gebruik van de afbeelding van de actieve voedingsdriehoek in een publicatie moet een aanvraag ingediend worden bij VIGeZ. Een aanvraagformulier is hiervoor via de website beschikbaar. Richt de aanvraag met bijbehorende tekst naar actieve.voedingsdriehoek@vigez.be.
Op www.vigez.be/voeding en www.gezondheidstest.be is een apart luik voorzien voor de actieve voedingsdriehoek. Een aantal van de teksten is vrij beschikbaar. Voor een afbeelding in goede resolutie moet steeds een aanvraag ingediend worden. Studenten die de actieve voedingsdriehoek in hun eindwerk wensen te gebruiken, sturen een mailtje met deze melding (+ titel eindwerk) maar hoeven geen aanvraagformulier in te vullen.

## 7.3 BEWUSTMAKINGSTESTS OVER VOEDING EN BEWEGING

De website www.gezondheidstest.be (figuur 7.1) geeft een overzicht, gebundeld op één website, van de bestaande voedings- en beweegtests die gevalideerd zijn. Mensen bewust maken van hun voedings- en beweeggedrag is de eerste doelstelling van deze tests.

Figuur 7.1: Openingspagina van www.gezondheidstest.be.

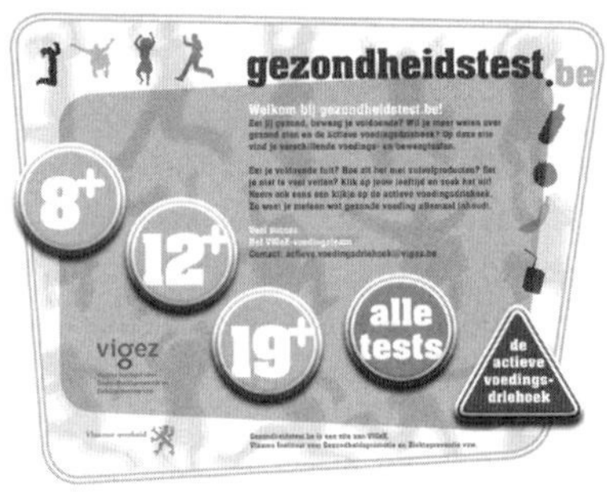


Via een puntenscore wordt berekend of iemand de dagelijkse aanbeveling haalt qua beweging, water, fruit, groenten, zuivel, vetten of vezels. Niet elke test is geschikt voor elke leeftijd. Tabel 7.3 geeft weer welke tests geschikt zijn voor welke leeftijd.

De tests zijn nuttig als opener bij een voordracht, workshop of een gesprek met patiënten en zijn geschikt om op papier te verdelen in restaurants, kantines, medische diensten, wachtzalen, aan het onthaal, op beurzen of via het intranet te verspreiden, bijvoorbeeld in een bedrijf.

Er zijn drie types voedings- en beweegtests:

- voedingstests met *advies over één bepaalde voedingsgroep*: vochttest, groentetest, fruittest, zuiveltest en beweegtest:
- omschrijving: via een puntenscore bereken je je dagelijkse gebruik van groenten, fruit, zuivel of vochtinname ;
- deze tests bestaan in een papieren versie, een eenvoudige onlineversie met directe feedback en een interactieve onlineversie (zie figuur 7.2) ;

Figuur 7.2: De picto's van de interactieve onlineversie van de voedingstests.

| Vochttest | Groentetest | Fruittest | Zuiveltest |
|---|---|---|---|
| 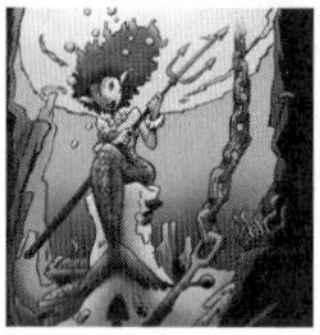 | 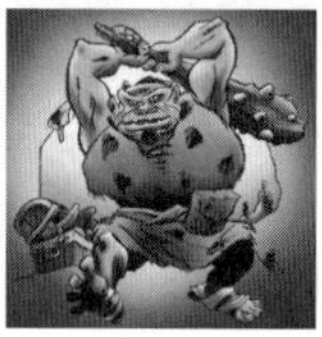 | 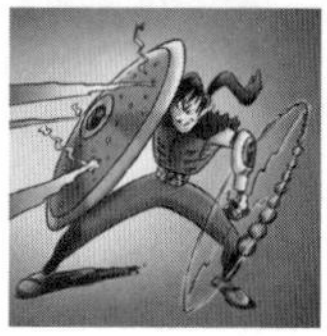 | 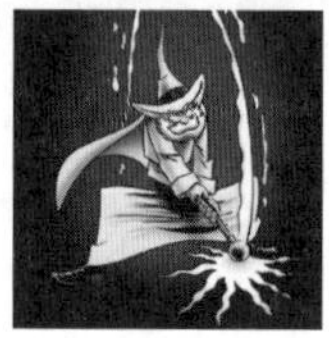 |

- Voedingstests *met advies over één bepaalde voedingsstof*: vezeltest, vettest:
  - omschrijving: via een puntenscore bereken je je dagelijkse gebruik van vetten of vezels. Deze vettest bestaat in twee versies: een korte onlineversie en een uitgebreide versie ontwikkeld door UGent met een determinantenanalyse en uitgebreid advies.
- voedingstests die een *volledige voeding in beeld brengen*: 'Mijn actieve voedingsdriehoek' en 'Springen & spruiten':
  - *Mijn actieve voedingsdriehoek* is beschikbaar via www.gezondheidstest.be of www.mijndriehoek.be of www.mapyramide.be. Het interactieve onlineprogramma stelt per groep van de actieve voedingsdriehoek een aantal vragen over wat je gisteren gegeten en gedronken hebt en over hoeveel je hebt bewogen tijdens de laatste week. Op basis van de antwoorden tekent het programma de eigen persoonlijke actieve voedingsdriehoek. Men ontvangt een individueel advies om het nog beter te doen. De webapplicatie biedt daarnaast achtergrondinformatie en een keuze van gezonde en lekkere recepten. Geschikt vanaf 12 jaar.
  - *Springen & spruiten* is een softwarepakket voor jongeren over bewegen en evenwichtige voeding. Via een USB-stick komen jongeren te weten of ze evenwichtig eten en bewegen, en dat heeft als doel inzicht te krijgen in het eigen eet- en beweeggedrag.

## 7.4 GEZELSCHAPSSPELEN MET DE DRIEHOEK

- 'Snap je Hapje'(1998; Nutri-Care) is een spel met drie niveaus van vragen met de voedingsdriehoek als spelbord. Te bevragen bij Nutri-Care.
- '5 maal eten' is een spel voor kinderen tussen 5 en 8 jaar over gezond eten (VLK, s.d.): samen met lekkere ladder, proevende pijlen, volledige vier, smakelijke seizoenen en passende prenten ontdek je spelenderwijs de principes van gezonde voeding en hun seizoenen.

Tabel 7.3: Voedings- en beweegtests ingedeeld per gebruik en per leeftijd.

| Tests | Versies | Advies |
|---|---|---|
| *Vanaf 8 jaar*<br>Vochttest (VIGeZ)<br>Groentetest (VIGeZ)<br>Fruittest (VIGeZ)<br>Zuiveltest (VIGeZ & NICE) | 1. Op papier<br>2. Digitaal (automatisch advies)<br>3. Digitaal interactief (speelse manier) | Advies over één voedingsgroep. Advies naargelang de aanbevelingen. |
| *Vanaf 12 jaar*<br>Vochttest (VIGeZ)<br>Groentetest (VIGeZ)<br>Fruittest (VIGeZ) | • Op papier<br>• Digitaal (automatisch advies)<br>• Digitaal interactief (speelse manier) | Advies over één voedingsgroep. Advies naargelang de aanbevelingen. |
| Zuiveltest (VIGeZ & NICE)<br>Mijn actieve voedingsdriehoek (VIGeZ & Stichting Tegen Kanker) | Digitaal, alleen online + kans tot print van je eigen driehoek. Vragenlijst per groep van de actieve voedingsdriehoek. | Advies per groep van de actieve voedingsdriehoek.<br>Advies bij inname van energie, koolhydraten, voedingsvezels, vetten, eiwitten en calcium.<br>Advies BMI tussen 19-59 jaar. |
| Springen & spruiten (Joetz & VIGeZ) | Beschikbaar via USB-stick. Vragenlijst op basis van het eetpatroon (maaltijden). | Advies per groep van de actieve voedingsdriehoek.<br>Advies bij inname van energie, koolhydraten, vetten, verzadigde vetzuren, eiwitten, voedingsvezels en calcium.<br>Advies BMI tussen 19 en 59 jaar. |
| Beweegtest (UGent) | Online | Advies in het kader van de aanbevelingen en determinanten beweging. |
| *Vanaf 19 jaar*<br>Vezeltest (VIGeZ)<br>Vettest (VIGeZ) | Vet- en vezeltest: op papier, digitaal + kort advies op maat | |
| Vochttest (VIGeZ)<br>Groentetest (VIGeZ)<br>Fruittest (VIGeZ)<br>Zuiveltest (VIGeZ & NICE)<br>Mijn actieve voedingsdriehoek | | |
| Gewichttest | Alleen online, berekening van de BMI | Enkel geschikt voor personen tussen 19 en 59 jaar. |
| Beweegtest (UGent)<br><br>Vettest (UGent) | Online | Advies in het kader van de aanbevelingen en determinanten rond eetgedrag en vetten. |

- 'Zet je tanden in de driehoek' (onafhankelijke ziekenfondsen, s.d.): een kwartetspel over gezonde voeding voor het basisonderwijs. Dit educatieve pakket bevat een kwartetspel, een pedagogisch dossier, een affiche en een brochure.
- 'Kwartetspel. Mythes en waarheden over voeding en diabetes' (Vlaamse Diabetes Vereniging, 2011).

## 7.5 EDUCATIEVE MATERIALEN MET DE DRIEHOEK

Een overzicht van bestaande materialen, didactische pakketten over evenwichtige voeding en beweging met de actieve voedingsdriehoek kan geraadpleegd worden op www.vigez.be/voeding.

# LITERATUUR


ADA (2009). Vegetarian diets position of the American Dietetic Association. *J Am Diet Assoc*,109, 1266-1282.

Ainsworth, B.E., Haskell, W.L., Whitt, M.C. et al. (2000). Compendium of physical activities; an update of activity codes and MET intensities. *Med. Sci Sports Exerc*, 32, S498-504.

Anderson, B., & Funnell, M. (2005). *The art of empowerment. Stories and strategies for diabetes educators.* American Diabetes Association.

Anderson, L. et al (2009). The effectiveness of worksite nutrition and physical activity interventions for controlling employee overweight and obesity. A systematic review. *Am J Prev Med, 37*(4), 340-356.

Armstrong, L.E. et al.(2007). Fluid, electrolyte, and renal indices of hydration during 11 days of controlled caffeine consumption. *Int J Sport Nutr Exerc Met*, 15, 252-265.

Bauman, A. et al (2011). The descriptive epidemiology of sitting. *Am J Prev. Med., 41*(2), 228-235.

Belgische Voedselconsumptiepeiling (VCP), WIV: http://iph.fgov.be/EPIDEMIO/epinl/foodnl/table04.htm Gezondheidsenquête, WIV: http://iph.fgov.be/EPIDEMIO/epinl/index4.htm

Bere, E., & Brug, J. (2008). Towards health-promoting and environmentally friendly regional diets – a Nordic example. *Public Health Nutrition.*

Besluit van 16 augustus 1947 betreffende het merken van de harde of halfharde kaassoorten, naargelang hun vetgehalte. *B.S.*, 30 augustus 1947.

Beunen, G., De Bourdeaudhuij, I., Vanden Auweele, Y.,& Borms, J. (2001). Fysieke activiteit, fitheid en gezondheid. *Vlaams Tijdschrift voor Sportgeneeskunde en Sportwetenschappen*, speciale uitgave.

Brug, J.,& Van Lenthe, F. (2005). Environmental determinants and interventions for physical activity, nutrition and smoking. A review.389 p. Zoetermeer.

Canadian Society for Exercise Physiology (2011). Canadian physical activity guidelines. www.csep.ca/guidelines

Centers for Disease Control and Prevention: http://www.cdc.gov/nutrition/

Centrum voor Voedings- en Dieetadvies. (1997). *Vegetarisme.* Universiteit Gent, Vakgroep Inwendige Ziekten. Brochure.

Centrum voor Voedings- en Dieetadvies. (1998). *Lekkere en gezonde maaltijden voor school en bedrijf.* Universitair Ziekenhuis Gent/Uitgeverij Biblo. www.voedings-advies.com.

CESP (2011). *Canadian physical activity guidelines.* Canadian Society for Exercise Physiology. Te raadplegen op www.csep.ca/guidelines.

Commissie van de Europese Gemeenschappen (2005). *Groenboek 'Bevorderen van gezonde voeding en lichaamsbeweging: een Europese dimensie voor de preventie van overgewicht, obesitas en chronische ziekten'.* COM, te raadplegen op http://ec.europa.eu/health/ph_determinants/life_style/nutrition/keydocs_nutrition_en.htm.

Commissie van de Europese Gemeenschappen (2007). *Witboek over een EU-strategie voor aan voeding, overgewicht en obesitas gerelateerde gezondheidskwesties.* COM 279, te raadplegen op http://ec.europa.eu/health/ph_determinants/life_style/nutrition/keydocs_nutrition_en.htm.

Commonwealth of Australia, Department of Health and Ageing (2004). Australia's physical activity recommendations www.health.gov.au

*Compendium of Physical Activities* (2007). Te raadplegen op: http://prevention.sph.sc.edu/tools/compendium.htm.

Cox, B., Debacker, N., De Vriese, S., Drieskens, S., Huybrechts, I., Moreau, M., Temme, L., & Van Oyen, H. (2004). *Food Consumption Survey, Belgium.* Unit of Epidemiology, Scientific Institute of Public Health.

Dagevos, H., & Munnichs, G. (2007). *De obesogene samenleving. Maatschappelijke perspectieven op overgewicht.* Wageningen/Amsterdam. Amsterdam University Press.

Debacker, N. et al. (2004). *De Belgische voedselconsumptiepeiling. Voedingsgewoonten van de Belgische bevolking ouder dan 15 jaar.* WIV, http://iph.fgov.be/EPIDEMIO/epinl/foodnl/table04.htm.

De Bourdeaudhuij, I.,& Bizel, P. (2001). *Wetenschappelijk consensusdocument over lichaamsbeweging in België.* Nationaal Voedings- en Gezondheidsplan.

De Bourdeaudhuij, I., & Bouckaert, J. (2000). *Samenleving en sport: fysieke activiteit en gezondheid.* Brussel: Koning Boudewijnstichting. www.kbs-frb.be.

De Geeter, H. (2005). Het vetzuurprofiel van een bereid product kan verschillen van dat van het rauwe product. Waarom? *Nutrinews, 1*, 12-13.

De Henauw, S. (2003). *Voedingsgewoonten van Vlaamse kleuters, onderzoek van november 2002 tot februari 2003.* Universiteit Gent, vakgroep Maatschappelijke Gezondheidskunde i.s.m. Vlaamse Vereniging voor Kindergeneeskunde en Nutrition Information Center.

De Henauw, S. et al. (1998). *Voedingsgewoonten bij jongeren van 14-18 jaar. Eindrapport.* Gent: UniversiteitGent, vakgroep Maatschappelijke Gezondheidkunde.

Demarest, S., Drieskens, S., Gisle, L., Hesse, E., Miermans, P.J., Tafforeau, J., & Van der Heyden, J. (2005). *Health Interview Survey, Belgium, 1997-2001-2004.* Unit of Epidemiology, Scientific Institute of Public Health, Brussels, Belgium.

De Ridder, D. (1996). *Lentesymposium VWVJ: voeding, eten en eetstoornissen.*

De Ridder, D., Hebbelinck, M., & Clarys, P. (2005). *Vegetarische voeding: referentietekst.*

De Vriese, S., Huybrechts, I., Moreau, M., et al. (2006). *De Belgische voedselconsumptiepeiling (VCP) 1 – 2004: rapport.* Wetenschappelijk Instituut Volksgezondheid, Afdeling Epidemiologieën Brussel. Resultaten te raadplegen op www.iph.fgov.be/EPIDEMIO/epinl/foodnl/table04.htm.

De Wijn, J.F.(1989). *Fysiologie van de voeding.* Bohn, Scheltema & Holkema. Utrecht/Antwerpen.

European Commission (2003). *Special Eurobarometer 183-6: Physical activity.*

EVA, VBVD, VIG, Kind & Gezin (2006). Consensus gezond vegetarisch. *Tijdschrift voor Voeding en Diëtetiek, 32*(1), 6-7.

Food Info.www.food-info.net (Wageningen Universiteit).

Garrard, J. (2009). *Active transport: Adults. An overview of recent evidence.* www.vichealth.vic.gov.au.

Gezondheidsconferentie (2008). *Actieplan Voeding en beweging,* te raadplegen op http://www.zorg-en-gezondheid.be/Gezond-leven-en-milieu/Gezonde-voeding-en-beweging/.

Haskell, W. (2007). Physical activity and public health: Updated recommendation for adults from the American College of sports medicine and the American Heart Association. *Physical Activity and Public Health,* 1423-1434.

HBSC (2003, 2006, 2008). *Resultaten van de Studie Jongeren en Gezondheid.* Gent: Universiteit Gent. De resultaten zijn beschikbaar op www.jongeren-en-gezondheid.ugent.be.

Healy, G. (2011). Measurement of adults' sedentary time in population-based studies. *Am J rev Med, 41*(2), 216-227.

Health Education Authority (SN). *Guidelines. Promoting physical activity with older people.* www. nice.org.uk/

HEPA-groep (2001). Statements en aanbevelingen omtrent 'de gezondheidsbevorderende fysieke activiteit voor de Belgische bevolking' geformuleerd door de HEPA-groep naar het beleid en het onderzoek. *Vlaams Tijdschrift voor Sportgeneeskunde & Wetenschappen,* speciale uitgave, 103-112. Deze aanbevelingen kunnen integraal geraadpleegd worden op www.vlaanderen.be.

HGR – Hoge Gezondheidsraad (2003). *Voedingsaanbevelingen voor België.* Te raadplegen op www.hgr-css.be.

HGR – Hoge Gezondheidsraad (2005). *Aanbevelingen en beweringen betreffende omega 3-vetzuren.* Advies nr.7945.

HGR – Hoge Gezondheidsraad (2005). *Maten en gewichten. Handleiding voor een gestandaardiseerde kwantificering van voedingsmiddelen.* HGR nr. 6545-2. Te raadplegen op www.hgr-css.be.

HGR – Hoge Gezondheidsraad (2006). *Voedingsaanbevelingen voor België.* Te raadplegen op www.hgr-css.be.

HGR – Hoge Gezondheidsraad (2009). *Voedingsaanbevelingen voor België.* Te raadplegen op www.hgr-css.be.

HGR – Hoge Gezondheidsraad (2009). *Advies energiedranken.* HGR nr. 8622. Te raadplegen op www.hgr-css.be.

HGR – Hoge Gezondheidsraad (2011). *Advies veiligheid van oliën en vetten.* Publicatie van de Hoge Gezondheidsraad nr. 8310. Te raadplegen op www.css-hgr.be.

Huybrechts, I. (2008). *Dietary habits in preschool children.* Universiteit Gent.

IKB (2008). *Productcriteria Ik kies bewust versie 3.3.* Te raadplegen op www.ikkiesbewust.be.

*Informatorium voor Voeding en Diëtetiek.* Bohn Stafleu Van Loghum, online raadpleegbaar. Te raadplegen op http://www2.bsl.nl/corp/common/framecreator.asp?ak=paramedisch&ap=vakb.

Institute of European Food Studies (1996). *A pan-EU survey of consumer attitudes to food, nutritionand health.* Report number one.

Jobfit. Morren, K., Vanhauwaert, E., & Wouters, E. (2011). *Gezond eten, lekker werken. Een gezond voedingsaanbod in bedrijven.* www.vigez.be/werk.

Jobfit. Delaere, F., Vanhauwaert, E., & Wouters, E. (2011). *Werk in beweging. Praktische gids voor bewegingspromotie op het werk.* www.vigez.be/werk.

Kafatos, A.G., & Codrington, C.A. (2001). Eurodiet reports and proceedings. *Public Health Nutrition, 4,* special issue 2A, http://eurodiet.med.uoc.gr.

KB 19/03/2004 betreffende vruchtensappen, vruchtennectars, groentesappen en bepaalde soortgelijke producten.

Kind & Gezin en VIGeZ (2010). *Voedingstips voor peuters en kleuters.* Te raadplegen op www.vigez.be/voeding en www.kindengezin.be.

Kind & Gezin (2011). *Aan tafel! Alles over eten en leren eten.* Brochure. www.kindengezin.be.

Kind & Gezin – website: www.kindengezin.be.

Koning Boudewijnstichting (2008). *Verslag dialoogdag 'Lekkere, betaalbare en gezonde voeding'.* Brussel.

Koning Boudewijnstichting, Rauws, G., et al. (2007). *Ongelijkheid in gezondheid.* Beleidsaanbevelingen van een werkgroep van de Koning Boudewijnstichting voor alle overheden in België, Brussel.

Lefevre, J., et al. (2002). *Onderzoek naar de graad van sportparticipatie en fysieke activiteit op Vlaams niveau en het opstellen van een instrument voor de evaluatie van sportpromotiecampagnes. Deelrapport II.* BLOSO Interuniversitair Onderzoekscentrum voor Sportbeleid.

Malki, F. et al. (2005). *Voeding bij diabetes mellitus. Dieetbegeleiding van Turkse, Marokkaanse en Hindostaanse bevolkingsgroepen.* Bohn Stafleu Van Loghum. Houten.

Matthys, C, Huybrechts, I., Bellemans, M., De Maeyer, M., & De Henauw, S. (2003). Voedingsprofiel van de Vlaamse kleuter. *Nutrinews*, dec. 2003.

Milder, I., Boer, J., & Bemelmans, W. (2010). *Effect van verandering in de energie-inneming of de lichamelijke activiteit op het lichaamsgewicht. Een verkenning van de literatuur rond de energiebalans.* RIVM Ministerie van Volksgezondheid, Welzijn en Sport. Briefrapport 260464001/2010.

Moens, O. (2006). *Werken aan een gezondheidsbeleid op school.* Brochure. VIGeZ. www.gezondeschool.be.

Moens, O., Buytaert, B., Wouters, E., & Tambuyzer, J. (2010). *Verslag van de indicatorenbevraging 2009 van het voedings-, beweeg- en tabaksbeleid in Vlaamse scholen, bedrijven en gemeenten. VIGeZ. Brussel. Te raadplegen op www.vigez.be.*

Moens, O., Costers, R., & Vanhauwaert, E. (2009). *Voedings- en bewegingsbeleid op school. Fitte school.*www.fitteschool.be en www.gezondeschool.be.

Nelson, M. (2007). Physical activity and public health in older adults: Recommendation for adults from the American College of sports medicine and the American Heart Association. *Physical Activity and Public Health*, 1423-1434.

NICE (2005). *Nutrinews*, special zuivel, p. 12-20.

NICE. (2004) *123 aan tafel. Wat je als kleuter eet, heb je voor je leven beet. Gezond eten tussen 3 en 6 jaar.*

Notte, A. (1997). Lekkere en gezonde menu's voor school en bedrijf. Centrum voor Voedings- en Dieetadvies, UZ Gent. www.voedings-advies.com.

NRV – Nationale Raad Voor de Voeding (1996). *Voedingsaanbevelingen voor België.*

Nubel (2009). *Belgische voedingsmiddelentabel.* www.nubel.be en www.internubel.be.

O'Donnovan G. et al. (2010). The ABC of physical activity for health: A consensus statement from the British association of sport and exercise sciences. *Journal of Sports Sciences*, 573-591.

Owen, N. (2010). Too much sitting: The population health science of sedentary behavior. American College of Sports Medicine. *Exercise and Sport Sciences Reviews, 38*(3), 105-113.

Owen, N., Bauman, A., & Brown, W. (2009). Too much sitting: A novel and important predictor of chronic disease risk? *Br. J. Sports. Med.*, 43, 81-83.

Owen, N. et al. (2010). Sedentary behavior: Emerging evidence for a new health risk. *Mayo Clin Proc, 85*(12), 1138-1141.

Owen, N. et al. (2011). Adults' sedentary behavior. Determinants and interventions. *Am J Prev Med, 41*(2), 189-196.

Professional Associations for Physical Activity Sweden (2010). *Physical activity in the prevention and treatment of disease.*

Pynaert, I. (2005). Iron intake and dietary sources of iron in Flemish adolescents. *Eur J clin Nutr, 59*(7), 826-834.

*Reglement op den kaashandel.* B.S., 30 december 1932.

Ridley, Ainsworth & Olds (2008) Development of a Compendium of Energy Expenditures for Youth. *Int J Behav Nutr Phys Act. 5*, 45.

Russel, R. et al. (2008). The evolving definition of sedentary. *Exercise and Sport Sciences Reviews, 36*(4), 173-178.

Salmon, J. et al. (2011). Health risks, correlates, and interventions to reduce sedentary behavior in young people. *Am J Prev Med, 41*(2) 197-206.

Sassi, F. (2010). *Obesity and the economics of prevention. Fit not fat. Te raadplegen op: www.oecd.org*

Sioen, I. (2008). Vis en visolie: de juiste aanbevelingen. *Voeding Nu, 6,* 10-12.

Smet, K., & De Geeter, H. (2007). Huisartsen, pediaters en diëtisten. Verschillende meningen over gezonde voeding. *Nutrinews, 3,* 3-8.

Smilde, R. (2010). Is verzadigd vet wel zo verkeerd? *Voeding NU, 5,* 14-16.

Steens, G. (ed.) (2006). *Moet er nog sport zijn? Sport, beweging en gezondheid in Vlaanderen 2002-2006.* Volume 1 en 2. Steunpunt Sport, Beweging en Gezondheid.

Stegeman, N. (2007). *Voeding bij gezondheid en ziekte.* Wolters-Noordhoff. Houten.

Tanoti, N. (2003). *Communiceren met Turkse en Marokkaanse ouderen met een lage SES.* Nationaal Instituut voor Gezondheidsbevordering en Ziektepreventie. Steunpunt Lokale Aanpak Gezondheidsbevordering. Hogeschool van Utrecht.

Tiggelovend (2005). *Etnocommunicatie. Communiceren met een multicultureel publiek.* Verbal Vision. Ekeren.

TNO (2010). *Trendrapport bewegen en gezondheid 2008/2009.* www.tno.nl.

TNO Preventie en Zorg (2010). *Bewegen en overgewicht onder Nederlandse werknemers 2000-2008. Onderzoeksresultaten.* Maart 2010. www.tno.nl.

Tremblay, M. et al. (2010). Physiological and health implications of a sedentary lifestyle. *Appl.Physiol. Nutr. Metab.*, 35, 725-740.

Van Assema, P. et al. (2010). Veranderen van voedingsgedrag lastig maar niet onmogelijk. *Voeding Nu, 5,* 18-20.

Van den berg, H., & Werkman, A. (2009). *Voedingsnormen.* Informatorium voor Voeding en Diëtetiek online.

Van den berg, H., & Werkman, A. (2009). *Mineralen en sporenelementen.* Informatorium voor Voeding en Diëtetiek online.

Van den berg, H., Van Kranen, H., & Verhagen, H. (2010). Onderzoek naar antioxidanten en gezondheidsclaims. *Voeding Nu, 3,* 8-11.

Vaes, I. (1991). 120 vragen over sportvoeding. *Bodytalk,* 84-85.

Vandelanotte, C., & Wouters, E. (2006). *Stapsgewijs naar een bewegingsbeleid op het werk.* Lannoo Campus, VIG, STK en Prevent. www.lannoocampus.be en www.vigez.be.

Vanhauwaert, E. (2007). *Handboek gezondheidspromotie: evenwichtig eten en gezond bewegen.*Lannoo Campus, VIG.www.vigez.be en www.lannoocampus.be.

Vanhauwaert, E. (2008). *Praktische voedings- en beweeggids.* VIGeZ, te raadplegen via www.vigez.be/voeding.

Vanhauwaert, E. (2010). Van theorie naar praktijk: vertalen van theoretische aanbevelingen in praktische voedingsaanbevelingen en gezondheidsboodschappen. Deel 1: Resultaten van de online bevraging bij diëtisten omtrent de voedingsaanbevelingen. *Tijdschrift voor Voeding en Diëtetiek,37*(1), 4-8.

Van Mol, E. (2004). Waarom? Daarom. (Koolhydraten) *Nutrinews, 3,* 13-15.

Vlaams Instituut voor Gezondheidspromotie, VIG. (2000).*Handleiding: hoe evenwichtige voeding bevorderen. Een doeboek over de actieve voedingsdriehoek.* Map. Meer info en downloads op www.vigez.be.

Vlaams Instituut voor Gezondheidspromotie, VIG (2005). *Effectiviteit van interventies die kennis & bewustzijn over gezonde voeding willen bevorderen. Een review van reviews.* www.vigez.be.

Vlaams Instituut voor Gezondheidspromotie en Ziektepreventie, VIGeZ (1997, 2000, 2004, 2008). *De actieve voedingsdriehoek.* Te raadplegen op www.vigez.be.

Vlaams Instituut voor Gezondheidspromotie en Ziektepreventie, VIGeZ (2006). *Voedings- en bewegingsbeleid op school.* www.gezondeschool.be.

Vlaams Instituut voor Gezondheidspromotie en Ziektepreventie, VIGeZ (2005). Noelmans, S. et al. *De actieve voedingsdriehoek voor de Turkse gemeenschap.* Brochure. Te raadplegen op www.vigez.be/voeding.

Vlaams Instituut voor Gezondheidspromotie en Ziektepreventie, VIGeZ (2005). Noelmans, S. et al. *De actieve voedingsdriehoek voor de Marokkaanse gemeenschap.* Brochure. Te raadplegen op www.vigez.be/voeding.

VDV Commissie Voeding. *De actieve voedingsdriehoek voor diabeten.*

Vinck, J. (1999). Concrete actieplannen voor het bereiken van de aanbevelingen voor vetten, vezels en andere nutriënten. In: *Impact van voeding op gezondheid. Recente ontwikkelingen – 1* (pp. 37-44). Leuven: Garant. Redeactie: Descheemaeker, K & Provoost, K.

Voedingscentrum (2011). *Richtlijnen voedselkeuze.* Te raadplegen op www.voedingscentrum.nl.

Voedingscentrum. *Wijzer met vitamines & mineralen.* www.voedingscentrum.nl. Geraadpleegd oktober 2011.

Voedingscentrum. *Vetwijzer.* www.voedingscentrum.nl. Geraadpleegd oktober 2011.

Voedingscentrum, www.voedingscentrum.nl.

Voorlichtingsbureau Margarine, Vetten en Oliën (2008). *Infowijzer oliën.* www.voorlichtingmvo.nl.

VVKindergeneeskunde Voedingscel en Kind & Gezin (2008). *Vegetarische voeding* (2008). Informatiebrochure voor hulpverleners in de gezondheidszorg. www.vvkindergeneeskunde.be.

WHO (2007). *Second WHO action plan for food and nutrition policy 2007-2012.* Te raadplegen op www.euro.who.int/nutrition/actionplan/20070620_3.

*http://pcchu.peterborough.on.ca/NP/NP-images/PDF/factsheets/NP-factsheets-shiftwork.pdf*

*www.vegetarisme.be* (EVA).

www.vvkindergeneeskunde.be

# BIJLAGEN

## BIJLAGE 1. AFKORTINGEN

BMI: Body Mass Index (= gewicht (kg)/lengte ($m^2$))
BW: Biologische waarde
HGR: Hoge Gezondheidraad
IPAQ: International Physical Activity Questionnaire
kcal: kilocalorieën
kJ: kilojoules
MET: metabolisch equivalent
PAL: Physical Activity Level

# BIJLAGE 2. ENERGIEVERBRUIK VOOR DIVERSE SPORTEN IN KJ (KCAL) PER KG LICHAAMSGEWICHT PER UUR SPORT (WAARNEMINGEN BIJ VOLWASSENEN)

| Activiteit | kJ | kcal |
|---|---|---|
| Badminton | 24,4 | 5,8 |
| Basketbal | 34,8 | 8,3 |
| Biljart | 10,6 | 2,5 |
| Boksen | | |
| • in de ring | 115,9 | 13,3 |
| • sparring | 34,8 | 8,3 |
| Dansen | | |
| • aerobic | 26 | 6,2 |
| • aerobic intens | 34 | 8,1 |
| • salondans | 12,8 | 3,1 |
| • twist | 42,4 | 10,1 |
| Diepzeeduiken (gemiddeld) | 51,9 | 12,4 |
| Fietsen | | |
| • 9 km/uur | 16,1 | 3,8 |
| • 15 km/uur | 25,2 | 6 |
| • wedstrijd | 42,6 | 10,1 |
| Golf | 21,4 | 5,1 |
| Judo | 49,1 | 11,7 |
| Kano | | |
| • vrije tijd | 11,1 | 2,6 |
| • racen | 26 | 6,2 |
| Klimmen | | |
| • zonder gewicht | 30,5 | 7,3 |
| • met 5 kg | 32,5 | 7,7 |
| • met 10 kg | 35,3 | 8,4 |
| • met 20 kg | 37 | 8,8 |
| Koordspringen | | |
| • 70/min | 40,8 | 9,7 |
| • 125/min | 4,.3 | 9,8 |
| | 44,6 | 10,6 |

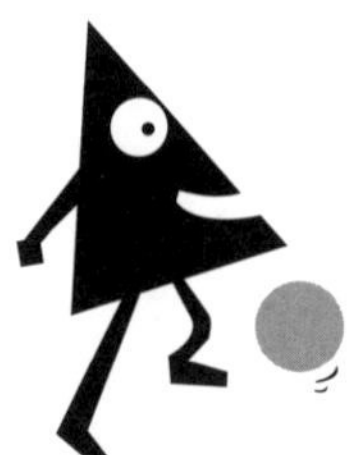

| Activiteit | kJ | kcal |
| --- | --- | --- |
| Lopen | | |
| • 7'30" per km | 34 | 8,1 |
| • 6' per km | 48,7 | 11,6 |
| • 5'30" per km | 52,4 | 12,5 |
| • 4'30" per km | 57,5 | 13,7 |
| • 4' per km | 63,5 | 15,1 |
| • 3'30" per km | 72,8 | 17,3 |
| Langlaufen | | |
| • glijden | 30 | 7,1 |
| • wandelen | 36,1 | 8,6 |
| • op helling | 69,1 | 16,4 |
| Paardrijden | | |
| • stap | 10,3 | 2,5 |
| • draf | 27,7 | 6,6 |
| • galop | 34,5 | 8,2 |
| Skiën | | |
| • vrouwen | 28 | 6,7 |
| • mannen | 24,7 | 5,9 |
| Squash | 53,4 | 12,7 |
| Tafeltennis | 17,2 | 4,1 |
| Tennis | 27,5 | 6,5 |
| Turnen | 16,6 | 4 |
| Veldhockey | 33,8 | 8 |
| Veldlopen | 41,1 | 9,8 |
| Voetbal | 33,2 | 7,9 |
| Volleybal | 12,6 | 3 |
| Wandelen (gem. snelheid) | 20,2 | 4,8 |
| Zwemmen | | |
| • rugslag | 42,6 | 10,1 |
| • schoolslag | 40,8 | 9,7 |
| • crawl, snel | 39,3 | 9,4 |
| • crawl, traag | 32,3 | 7,7 |

Bron: Vaes, I. (1991). 120 vragen over sportvoeding. *Bodytalk*, p. 84-85.

# BIJLAGE 3. VERKLARENDE WOORDENLIJST

**Antioxidanten** zijn bioactieve stoffen die van nature kunnen voorkomen in voedingsmiddelen. Antioxidanten zijn onder meer te vinden in groenten, fruit en noten. Voorbeelden van antioxidanten in voeding zijn vitamine C, vitamine E en resveratrol (vooral in de schil van blauwe druiven). Daarnaast zijn bepaalde mineralen zoals seleen, chroom en zink belangrijk omdat ze deel uitmaken van enzymen die als antioxidant werken. Bij levensmiddelen worden toegevoegde antioxidanten op het etiket van levensmiddelen aangeduid met een E-nummer, zoals vastgelegd is door de Europese Unie. Antioxidanten zijn belangrijke stoffen voor een gezonde stofwisseling van het lichaam en zijn in alle cellen aan te treffen. Een evenwichtig voedingspatroon levert voldoende antioxidanten.

De **biologische beschikbaarheid** is dat deel van de inname dat beschikbaar is voor normale fysiologische functies of voor opslag. De biologische beschikbaarheid van een voedingsstof is afhankelijk van de hoeveelheid van de voedingsstof in de voeding, de structuur en de chemische vorm van de voedingsstof. Haemijzer uit dierlijke producten, zoals vlees, wordt bijvoorbeeld gemakkelijker opgenomen dan non-haemijzer uit plantaardige producten zoals brood. De matrix waarin de voedingsstof aanwezig is, speelt bij bepaalde voedingsstoffen een belangrijke rol, bijvoorbeeld: carotenoïden opgelost in spijsolie worden beter opgenomen dan die uit groenten. Ook interacties tussen voedingsstoffen kunnen een rol spelen bij de absorptie, zoals het positieve effect van vitamine C op de absorptie van non-haemijzer. Ook de voedingsstatus speelt in sommige gevallen een rol: zo worden bepaalde mineralen (zoals ijzer) beter uit de voeding opgenomen naarmate de status ervan lager is (Van Den Berg & Werkman, 2009).

**Bioactieve stoffen** zijn stoffen die een bepaalde biologische of fysiologische functie hebben in het lichaam. Ze kunnen een gezondheidsbevorderend effect hebben maar zijn niet essentieel voor de mens. Een groot aantal bioactieve stoffen heeft een antioxiderende werking.

**Eiwitten** hebben een opbouwende en beschermende functie voor het lichaam. Ze zijn niet alleen noodzakelijk voor het onderhoud, maar ook voor het herstel, de groei en de weerstand van het lichaam. Voedingsmiddelen die veel eiwitten bevatten, zijn vlees, vis, gevogelte, melk, melkproducten, eieren en plantaardige voedingsmiddelen zoals peulvruchten, noten en graanproducten.

**Energie** wordt in de natuurkunde gedefinieerd als het vermogen om arbeid te kunnen verrichten. In de voedingsleer betekent dit dat bepaalde voedingsstoffen in het lichaam door omzetting energie leveren. Deze energie is nodig om het lichaam normaal te laten werken en spierarbeid uit te kunnen oefenen. Energie wordt uitgedrukt in kilojoules (kJ) of in kilocalorieën (kcal). Hierbij is 1 kcal gelijk aan 4,2 kJ. De behoefte van het lichaam aan energie is afhankelijk van je lichamelijke activiteit, je lichaamsgewicht, je leeftijd en factoren zoals groei, zwangerschap en herstel van ziekte.

Energieleverende voedingsstoffen:

- vetten: 1 gram vet = 38 kJ = 9 kcal
- koolhydraten: 1 gram koolhydraten = 17 kJ = 4 kcal
- eiwitten: 1 gram eiwit = 17 kJ = 4 kcal
- ook alcohol levert energie: 1 gram alcohol = 29 kJ = 7 kcal.

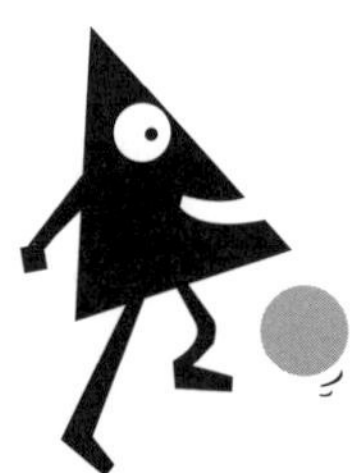

Een volwassen persoon met een lichte activiteit heeft dagelijks tussen 8400 kJ (2000 kcal) en 10.500 kJ (2500 kcal) nodig. Kinderen kunnen van dag tot dag een sterk wisselende activiteit vertonen en zullen bijgevolg ook een sterk wisselende behoefte aan energie hebben.

**Essentiële voedingsstoffen** zijn voedingsstoffen die onmisbaar zijn voor het lichaam en via de voeding moeten worden opgenomen. Het lichaam kan ze niet zelf aanmaken.

**Evenwichtige voeding** is een voeding die de verhoudingen (soort, hoeveelheid en variatie) tussen de voedingsmiddelen van de actieve voedingsdriehoek respecteert.

**IJzer** speelt een essentiële rol in de vorming van bloed en in het transport van zuurstof naar de weefsels via de rode bloedlichaampjes. Vlees en vleesproducten zijn de belangrijkste bronnen van ijzer. Daarnaast komt ijzer ook voor in volkorenproducten (bruin brood, roggebrood, volkorenbrood, volkorendeegwaren, ...), groenten, noten en fruit. Vitamine C bevordert de ijzeropname, terwijl koffie en thee bij de maaltijd de opname verminderen. Vitamine C haal je uit groenten, fruit en aardappelen.

**Koolhydraten** zijn een bron van energie en worden opgedeeld in enkelvoudige en meervoudige koolhydraten.

1. Meervoudige koolhydraten of complexe koolhydraten of zetmeel vind je in granen (brood, rijst, deegwaren, ...), aardappelen, peulvruchten, noten en groenten. Voedingsmiddelen rijk aan meervoudige koolhydraten leveren naast energie ook vitaminen, mineralen en voedingsvezels.
2. Enkelvoudige koolhydraten of suikers komen van nature voor in fruit, melk en melkproducten. Aan koekjes, gebak, chocolade, confituur, frisdranken, ... is suiker toegevoegd. Producten waaraan suikers werden toegevoegd, zijn meestal energierijk en bevatten in verhouding tot de energie die ze aanbrengen doorgaans relatief weinig of geen voedingsvezels, mineralen en vitaminen. Het gebruik ervan moet dus beperkt worden.

**Lichaamsbeweging** vermindert je kans op hart- en vaatziekten, te hoge bloeddruk, osteoporose en diabetes type 2. Sport en lichaamsbeweging verbeteren ook je lichaamssamenstelling: je krijgt immers minder lichaamsvet en meer spiermassa. Lichaamsbeweging kan ook positief werken bij stress. Verder kan sporten ervoor zorgen dat je beter slaapt. Regelmatig bewegen gecombineerd met een evenwichtige voeding zorgt er mee voor dat je gezond en fit blijft. Een matige fysieke inspanning is hiervoor voldoende. Hierbij stijgt je hartfrequentie en gaat je ademhaling iets sneller dan normaal. Dit gebeurt bijvoorbeeld bij wandelen of flink doorstappen, zwemmen, fietsen, dansen of trappen lopen.

**Mineralen en sporenelementen** zijn onmisbare bouwstoffen voor het skelet, de groei, de vervanging en de stapeling van weefsel. Bovendien zijn het ook bouwstenen van gecompliceerde verbindingen zoals de rode bloedkleurstof. Calcium en fosfor zorgen bijvoorbeeld voor de stevigheid en duurzaamheid van het bot. Mineralen en sporenelementen die in de voeding voorkomen, zijn onder andere natrium, kalium, calcium, fosfor, magnesium, ijzer, chloor, jodium, zink en zwavel.

**Peulvruchten** worden vaak verward met groenten. Maar in tegenstelling tot groenten kunnen peulvruchten, in combinatie met granen en melkproducten, vlees vervangen. Peulvruchten bevatten weinig of geen vitamine C. Tot de groep van de peulvruchten behoren tuinbonen, kapucijners, bruine en witte bonen en linzen. Prinsessenbonen, snijbonen, spekbonen en pronkbonen zijn geen peulvruchten maar groenten.

**Sojaproducten** worden bereid op basis van de sojaboon. Sojaproducten worden afhankelijk van de voedingswaarde opgenomen in verschillende groepen van de actieve voedingsdriehoek.

- door bewerking van de sojaboon krijg je producten als tofu en tempeh die als *vleesvervanger* gebruikt kunnen worden;
- producten zoals sojaminarine, sojabak- en braadvet en sojaolie zijn vetstoffen en horen thuis in de groep van *smeer- en bereidingsvet*;
- sojadranken en andere sojaproducten die verrijkt zijn met calcium en vitamine B2 en B12, kunnen melk vervangen en horen thuis in de groep van *melkproducten en calciumverrijkte sojaproducten*.

**Vetten** zijn voedingsstoffen die naast vetoplosbare vitaminen en essentiële vetzuren veel energie leveren. Er zijn verschillende *soorten vetzuren*:
- verzadigde vetzuren: meestal van dierlijke oorsprong zoals in vlees, zuivel, eieren en boter maar ook in gehard plantaardig vet;
- onverzadigde vetzuren, enkelvoudig of meervoudig: meestal van plantaardige oorsprong zoals in oliën, margarines en minarines rijk aan onverzadigde vetzuren maar ook in vis;
- omega3- ($\alpha$-linoleenzuur) en omega6 (linolzuur)-vetzuren zijn onverzadigde vetzuren die we via voeding moeten opnemen omdat ons lichaam ze niet zelf kan aanmaken. Daarom worden ze ook essentiële vetzuren genoemd.

Vetten kan men ook indelen in *zichtbare en onzichtbare vetten*:
- zichtbare vetten zitten bijvoorbeeld in oliën, boter, margarines, minarines, slasauzen, mayonaise, room en spekranden;
- onzichtbare vetten zitten bijvoorbeeld in roomijs, koekjes, gebak, chips, chocolade, vet vlees, bereide vleeswaren, kaas, volle melk, vollemelkproducten, avocado en noten.

**Vitaminen** zijn actief in zeer geringe hoeveelheden en onmisbaar om een heleboel processen in het lichaam goed te laten verlopen. Naargelang hun oplosbaarheid maken we onderscheid tussen wateroplosbare vitaminen (vitaminen van de B-groep en vitamine C) en vetoplosbare vitaminen (vitaminen A, D, E en K).

**Voedingsmiddelen** staan afgebeeld in de actieve voedingsdriehoek en leveren één of meerdere voedingsstoffen. Melk is bijvoorbeeld een voedingsmiddel, dat onder andere de voedingsstoffen eiwitten, calcium en vitamine B2 en B12 levert.

**Voedingsstoffen** of nutriënten zijn bestanddelen van voedingsmiddelen die zorgen voor de groei, het herstel en het in stand houden van onze lichaamsfuncties. Eiwitten, koolhydraten, vetten, water, vitaminen, mineralen, sporenelementen en voedingsvezels zijn voedingsstoffen.

**Voedingsvezels** worden van nature in plantaardige producten teruggevonden en worden niet verteerd door de mens. Zij oefenen een positieve invloed uit op de gezondheid door preventief te werken tegen bepaalde welvaartsziekten zoals constipatie, overgewicht, hart- en vaatziekten en bepaalde kankers. Verder helpen ze bij het goed functioneren van het maag-darmkanaal en dragen ze bij tot een beter bloedsuikerevenwicht. Voedingsvezels zijn een zeer belangrijke voedingsstof, ook al worden ze niet verteerd. Je vindt ze in vollegraanproducten (bruine broodsoorten, bruine rijst, volkorendeegwaren, ...), peulvruchten, groenten, fruit, aardappelen, noten en zaden.

**Voedingswaarde** is de mate waarin voedingsstoffen en energie via voedingsmiddelen worden aangebracht.

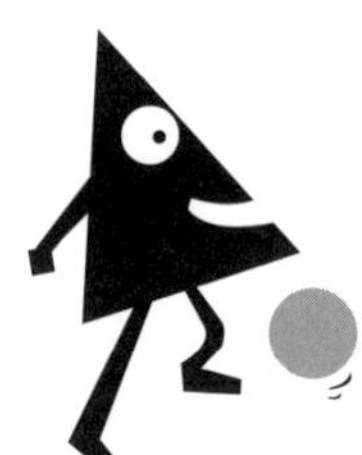

# BIJLAGE 4. WEBWEGWIJZER

Aanbevelingen:
- theoretische voedingsaanbevelingen, Hoge Gezondheidsraad: www.health.fgov.be
- praktische voedingsaanbevelingen:
  - de actieve voedingsdriehoek: www.vigez.be/voeding (professionals), www.gezondheidstest.be (website voor breed publiek)
  - aanbevelingen voor zwangeren, zuigelingen, peuters en kleuters: www.kindengezin.be

Maten, gewichten en voedingswaarde:
- voedingsmiddelentabel, Nubel: www.nubel.com
- handleiding maten & gewichten, Hoge Gezondheidsraad: www.health.fgov.be

Onderwijs:
- portaalsite gezonde school: www.gezondeschool.be, met o.a. informatie over Kieskeurig, Tutti Frutti en lespakketten onderwijs
- portaalsite VLOR over gezonde school: www.gezondopschool.be
- Fitte school, voedings- en beweegbeleid op school, SVS, VIGeZ & NICE: www.fitteschool.be
- Stichting Vlaamse Schoolsport, SVS: www.schoolsport.be

Werkplek:
- portaalsite VIGeZ over gezond aan het werk: www.gezondwerken.be

Lokale gemeenschap:
- www.vigez.be/lokaal en gezonde inspiratie: www.gezondeinspiratie.be, portaalsite met overzicht van activiteiten over een gezonde leefstijl

Lichaamsbeweging:
- 10.000 stappen: www.10000stappen.be
- Bloso: www.bloso.be
- Gezond sporten, website van de Vlaamse overheid: http://www.cjsm.vlaanderen.be/gezondsporten/
- Stichting Vlaamse Schoolsport (SVS): www.schoolsport.be

Organisaties en verenigingen (alfabetisch):
- Belgian Association for the Study of Obesity (BASO): http://belgie.easo.org/
- Belgische Cardiologische Liga, www.liguecardiologique.be
- Biologische voeding: www.velt.be, www.bioforum.be, www.integra-bvba.be
- Domus Medica: www.domusmedica.be
- Eetexpert: www.eetexpert.be (eetstoornissen)
- Federaal Agentschap voor de Veiligheid van de Voedselketen (FAVV): www.favv.be
- Logo's: Lokale Gezondheidsoverleg Netwerken: www.vlaamselogos.be
- Nutrition Information Center (NICE): www.nice-info.be
- Stichting Tegen Kanker: www.kanker.be
- Vegetarische voeding, EVA: www.vegetarisme.be
- Vereniging voor Consulterende Diëtisten (CODIE): www.codie.be

- Vlaamse Beroepsvereniging voor Voedingsdeskundigen en Diëtisten (VBVD): www.vbvd.org
- Vlaamse Diabetes Vereniging (VDV): www.diabetes.be
- Vlaams Instituut voor Gezondheidspromotie en Ziektepreventie vzw: www.vigez.be
- Vlaamse Liga tegen Kanker: www.tegenkanker.be
- Vlaamse Vereniging voor Kindergeneeskunde: www.vvkindergeneeskunde.be
- Vlaamse Wetenschappelijke Vereniging voor Jeugdgezondheidszorg (VWVJ): www.vwvj.be

Studiegegevens:

- Belgische Voedselconsumptiepeiling (VCP), WIV: http://iph.fgov.be/EPIDEMIO/epinl/foodnl/table04.htm Gezondheidsenquête, WIV: http://iph.fgov.be/EPIDEMIO/epinl/index4.htm
- Gezondheidsconferentie: http://www.zorg-en-gezondheid.be/Gezond-leven-en-milieu/Gezonde-voeding-en-beweging/
- Indicatorenbevraging: voedings-, beweeg- en tabaksbeleid op school, het werk en in de lokale gemeenschap, VIGeZ: www.vigez.be
- Studie jongeren en gezondheid (HBSC), UGent: www.jongeren-en-gezondheid.ugent.be
- Overzichtslijst studies over voeding en beweging: www.vigez.be/voeding

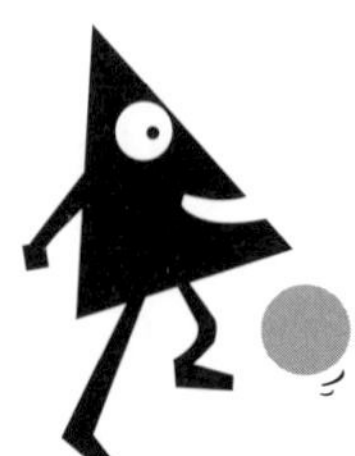